ÉTUDE

SUR LES

TACHES BLEUES

(HISTORIQUE ET RECHERCHES NOUVELLES)

PAR

CHARLES MALLET

Docteur en médecine de la Faculté de Paris,
Lauréat des hôpitaux d'Angers.

PARIS

A. DELAHAYE et E. LECROSNIER, EDITEURS

place de l'Ecole-de-Médecine

1882

ÉTUDE

SUR LES

TACHES BLEUES

(HISTORIQUE ET RECHERCHES NOUVELLES)

PAR

CHARLES MALLET

Docteur en médecine de la Faculté de Paris,
Lauréat des hôpitaux d'Angers.

PARIS

A. DELAHAYE et E. LECROSNIER, ÉDITEURS

place de l'École-de-Médecine

—

1882

ETUDE

SUR LES

TACHES BLEUES

(HISTORIQUE ET RECHERCHES NOUVELLES)

Jusqu'à nos jours, les *taches bleues*, *taches ombrées* ou *ardoisées* étaient des taches classiques, auxquelles, dans la Dothiénentérie et la fièvre synoque, des cliniciens éminents attribuaient une séméiologie purement imaginaire. Aujourd'hui, elles ne sont plus, elles ne doivent plus être « humblement », pour nous servir des expressions de M. le professeur Lasègue, que les « indices certains d'un parasitisme phthiriasique de la « peau » (1).

Ce fait est maintenant assez connu, pour que nous n'ayons pas la prétention d'en donner la primeur. Si

(1) Bulletin de l'Académie de médecine, séance du 25 mai 1880, n° 21, p. 508.

nous nous proposons d'en parler ici, c'est parce que, jusqu'à présent, aucun travail d'ensemble n'a été entrepris sur les taches bleues, et parce que nous voyons certains auteurs fort estimés se rallier encore, dans leurs articles tout récents, aux opinions anciennes sur les taches bleues, opinions qui, selon nous, ont fait leur temps et ne nous paraissent plus capables de soutenir un instant l'examen, en face des recherches nouvelles, recherches que nous avons reprises, contrôlées avec soin et sans parti pris, dans ce travail.

Dans cette étude, nous avons pour but :

1° De rapporter les opinions fort différentes et fort curieuses, dont les taches bleues ont été l'objet, jusqu'à ce jour ;

2° D'étudier leur pathogénie qui fut si longtemps mystérieuse;

3° D'exposer en quelques mots leurs véritables caractères cliniques et de donner une idée de leur nature.

M. Duguet, qui, sur ce sujet, a jeté un jour tout nouveau, a bien voulu nous aider de ses conseils, reprendre et continuer ses expériences avec nous, et nous mettre à même d'apporter ici des documents complémentaires et originaux.

Qu'il nous soit permis de lui en témoigner publiquement toute notre gratitude et de le remercier d'avoir été pour nous, dans la rédaction de ce travail, un aide à la fois si puissant et si bienveillant.

CHAPITRE I

HISTORIQUE

On peut se contenter de remonter jusqu'à Forget (1), pour lire sur les *taches bleues* une étude approfondie ; mais il ne faudrait pas croire qu'elles étaient restées jusque-là complètement ignorées et même dépourvues de signification, dans l'esprit des observateurs.

Parmi les nombreux auteurs que nous avons compulsés à ce sujet, nous avons pu souvent reconnaître ces taches sous les noms les moins justes et les moins appropriés. C'est ainsi que beaucoup les confondent avec *les vibices*, *les vergetures*, *les taches scorbutiques* voire même *les pétéchies*.

Cependant, dès 1776, nous voyons Piquer, un auteur espagnol, les désigner assez nettement dans la fièvre synoque : (2)

« Quelquefois, dit-il, en parlant des malades atteints
« de cette affection, il paraît sur la superficie de leur
« corps *des taches colorées en bleu* ou en rose comme

(1) C.-P. Forget. Traité de l'entérite folliculeuse. Paris, 1841, p. 226.

(2) A. Piquer. Traité des fièvres, traduit de l'espagnol en français, par M. D. M. M. sur la 3e et dernière édition. Histoire de la fièvre synoque, p. 170, 1776.

« des meurtrissures. » Huxham (1) et Zimmermann (2) semblent aussi en avoir eu connaissance. Pringle en 1793, décrit une éruption de *taches livides* où il est possible de les reconnaître (3).

« Ces taches, dit-il, sont la plupart du temps si peu « remarquables, qu'à moins qu'on ne les examine avec « beaucoup d'attention, elles peuvent échapper à la « vue. » Il ne les range pas au nombre des signes mortels. Elles siégent, selon lui, ordinairement à la poitrine, dans le dos, sur les jambes et les bras, et, comme beaucoup de cliniciens qui l'ont suivi, il dit ne les avoir jamais vues au visage.

Cherchant ensuite parmi les auteurs du commencement de ce siècle, il nous faut arriver jusqu'en 1834 pour voir Andral (4) en parler dans une observation d'*entérite folliculeuse*, où il les désigne sous le nom de *vibices*.

D'après les auteurs du Compendium, Chomel (5) les aurait décrites, à cette époque, dans plusieurs observations de fièvre typhoïde ; mais on a quelque peine à les reconnaître à la lecture de ces observations.

(1) J. Huxham. Essai sur les fièvres, traduction française. Nouvelle édition revue et corrigée sur la dernière édition anglaise, p. 121 Paris, 1768.

(2) Zimmermann. Traité de la dysentérie, traduit de l'allemand par M. Le Felvre de Villebrune, D. M., p. 245. Paris, 1775.

(3) Pringle. Maladies des armées, précédées d'une étude complémentaire et critique par J. Périer, p. 119. Paris, 1863.

(4) Andral. Clinique médicale, t. I, obs. XVII, p. 97 et 103, 3e édit. Paris, 1834.

(5) Chomel. Leçons de clinique médicale. De la fièvre typhoïde, t. I, p. 296, 380, 392. Paris, 1834.

Pour Andral, elles étaient un signe certain de *malignité* et liées à un état morbide du sang. Chomel les croyait aussi d'*un sinistre présage*. Nous aurions voulu rapporter ici l'opinion de Piédagnel, qui passe pour les avoir, à la même époque, minutieusement décrites. Malheureusement, cet éminent praticien les a sans doute étudiées dans des leçons orales, et nous n'avons rien trouvé de lui sur ce sujet.

A partir de 1835, les taches bleues commencent à être mieux connues et mieux étudiées. Depuis ce moment, elles sont jusqu'à nos jours, l'objet de travaux importants, où l'on cherche à fixer leur signification et leur valeur.

Une très grande divergence règne à ce sujet parmi les auteurs.

La première opinion émise est celle qui les rattache à la *Dothiénentérie*; celle qui vint ensuite les regarda comme spéciales à la *fièvre synoque*. Une troisième veut tout concilier et en fait une éruption appartenant également à l'une et à l'autre affection. Toute valeur séméiologique leur est refusée par la quatrième. Enfin une dernière, qui leur assigne leur véritable rôle, en fait tout simplement une affection parasitaire. Nous allons maintenant passer en revue ces différentes opinions.

I. — *Les taches bleues appartiennent en propre
à la fièvre typhoïae.*

Telle est la première opinion que nous trouvons nettement exprimée sur les taches bleues.

Depuis 1835 jusqu'en 1847, elle régna presque sans
partage et fut admise par la généralité des médecins.
A partir de cette époque, les avis furent partagés; mais
cette première idée ne cessa d'avoir de chauds partisans,
puisque, même de nos jours, nous verrons certains
cliniciens rattacher ces taches à l'évolution de la lésion
intestinale. Le premier auteur qui les ait mention-
nées nettement dans cette affection est E. Littré (1)
qui, en 1835, dans un article sur la dothiénentérie
les étudie sous le nom de *vergetures*. D'après cet auteur, ce sont des taches bleuâtres qui s'observent
d'assez bonne heure dans la dothiénentérie, et que l'on
remarque sur les cuisses, les bras et la poitrine. Bien
qu'elles soient dues sans aucun doute, pour Littré
à une légère ecchymose, elles ne lui paraissent pas
cependant indiquer un danger particulier.

En 1841, Forget leur consacre une étude beaucoup plus
approfondie. Il les regarde comme appartenant à cette
maladie qu'il décrit sous le nom d'*Entérite folliculeuse.*
Ce sont, pour lui, des espèces de macules, des colo-
rations livides, qui par leur aspect paraissent avoir

(1) E. Littré. Art. Dothiénentérie du Dict. de méd. en 30 vol.,
p. 456-57, t. X, 1835.

« un certain degré de consanguinité avec les pétéchies ou ecchymoses ». Plus rares que les taches
rosées, elles lui paraissent plus communes que les
pétéchies, et il les a assez souvent observées dans les
salles de l'Hôtel-Dieu ; elles existent aussi bien dans
les cas graves que dans les cas légers. D'ailleurs,
selon lui, elles ne dépendraient pas d'une altération
du sang, bien qu'elles semblent, comme les pétéchies,
« résulter d'un certain degré ou mode de suffusion
sanguine ».

En 1844, Rostan (1) les signale également dans
la fièvre typhoïde et, sans se prononcer sur leur valeur pronostique, il les rattache aux pétéchies.

A la même époque, les auteurs du Compendium (2)
les observent dans six cas légers de fièvre typhoïde.
Les regardant comme des ecchymoses, ils trouvent en
quelque sorte une contradiction entre la bénignité de
la maladie et la nature hémorrhagique de ces taches.
C'est également l'opinion de M. H. Roger, qui (3) les
reconnaissant de nature ecchymotique et spéciales à
la fièvre typhoïde, s'étonne « qu'elles ne paraissent
pas augmenter la gravité de la prognose d'une manière notable. »

Comme nous le verrons plus loin, ce fut une des
raisons qui engagèrent Davasse à faire des taches om-

---

(1) Rostan. Gaz. des hôp. Fièvres typhoïdes. Considérations prati-
ques, p. 379, n° 95, 1844.

(2) Compendium med. prat., t. VIII, p. 205. Paris, 1844.

(3) H. Roger. Des éruptions cutanées dans les fièvres. Th. d'agrég.
Paris, 1847.

brées un symptôme de la fièvre synoque plutôt que de la fièvre typhoïde (1).

Pendant une dizaine d'années, cette dernière opinion, domine ; mais en 1858, M. Blachez (2) reprenant cette question, ne s'étonne nullement de voir les taches bleues apparaître dans les cas légers de fièvre typhoïde ; il en fait au contraire, un signe pathognomonique de la dothiénentérie légère. Cette éruption, d'après cet auteur apparaît surtout dans les cas légers de fièvre typhoïde, « ce qui explique, dit-il, comment les anciens en avaient fait un caractère de la fièvre continue simple ou synoque. »

La même opinion est encore défendue en 1862 ; et, nous lisons dans la *Gazette des hôpitaux* (3) qu'on les observe dans les cas peu graves de la dothiénentérie, et que c'est pour cette raison que des médecins ont voulu voir dans ces cas une espèce différente de la fièvre typhoïde.

Sans en faire une éruption spéciale à la dothiénentérie légère, M. Chedevergne (4), en 1864, les reconnaît sans doute comme appartenant à la fièvre typhoïde ; mais il se refuse à les regarder comme une éruption spécifique de cette maladie. D'après lui, elles

(1) J. Davasse. Des fièvres éphémère et synoque. Thèse de Paris 1847.

(2) P.-F. Blachez. Etude sur la dothiénentérie. Thèse de Paris, 1858.

(3) Gaz. des Hôp., p. 529, 15 nov. 1862, n° 133. Des taches bleues dans la dothiénentérie (Revue clinique hebdomadaire).

(4) S. Chédevergne. De la fièvre typhoïde et de ses manifestations, obs. XXXII. Thèse de Paris, 1864.

peuvent, en effet, exister en même temps qu'une éruption de taches rosées. A l'appui de cette opinion, il
rapporte l'observation d'un malade qui, pendant quinze
jours, présenta une éruption confluente de taches
bleues, dont l'existence coïncidait avec une éruption
de taches rosées.

La bénignité du pronostic s'explique pour lui très
facilement. Comme il voit dans les taches bleues, de
simples phénomènes congestifs et non des ecchymoses,
elles indiquent que « le fluxus sanguin se porte vers
les organes externes dont les affections dans la dothiénentérie sont d'une médiocre gravité. »

A la même époque, Castan (1) émet à leur sujet une
singulière opinion. Les regardant comme des taches
rosées, qui ont évolué, il leur donne par là même une
signification semblable. Ce sont, pour cet auteur, des
taches rosées qui « avant de disparaître, prennent une
coloration particulière, ce qui leur a fait donner le nom
de taches ombrées. »

Revenant à l'idée qui fut soutenue par **M. Blachez**,
Trousseau (2), en 1865, fait remarquer à ses élèves
que les taches bleues « ne se sont jamais manifestées
que chez les individus dont la dothiénentérie était
d'une grande bénignité et se terminait heureuse-
ment. » Moins affirmatif que M. Blachez, il se demande
s'il ne faut y voir qu' « une simple coïncidence ou bien

(1) Castan. Traité élémentaire des fièvres, p. 97. Paris, 1864.
(2) A. Trousseau. Clinique médicale, t. I, p. 235, 5ᵉ édit. Paris,
1865.

si cette éruption spéciale doit être regardée comme un caractère inhérent à la forme bénigne de la maladie. »

Gubler, d'après M. Gallard, pense de la même manière ; il voit en elles un signe favorable de la dothié-nentérie, en ce sens qu'elles ne se seraient montrées que dans les formes bénignes de la maladie.

M. Gallard (1) tout en les regardant comme propres à cette affection, est moins optimiste lorsqu'il parle de leur valeur pronostique ; il fait à ce sujet toutes ses réserves. C'est aussi l'avis de M. Guilhem (2) qui, après avoir vu mourir une fièvre typhoïde avec taches bleues, émet des doutes sur la bénignité absolue de ces taches.

En 1873, M. Bouchut (3) est également beaucoup plus pessimiste. Rattachant les taches bleues aux pétéchies, il leur accorde, dans la fièvre typhoïde, une valeur pronostique aussi grave.

Parmi les auteurs les plus modernes qui ont encore considéré les taches bleues comme appartenant à la dothiénentérie, nous trouvons d'abord Griesinger (4) qui, en 1877, dit les avoir observées dans les cas légers comme dans les cas graves ; puis, en 1878, Murchison (5), qui les dessine, et qui, comme Trous-

(1) Gallard. Gaz. des Hôp., 7 déc. 1865, n° 143, p. 570. Taches et éruptions de la fièvre typhoïde.

(2) A. Guilhem. Gaz. med. chirurg. Toulouse, juillet 1871 (voir Gaz. hebd., 24 nov. 1871, p. 700, n° 43).

(3) E. Bouchut. Nouv. élém. de path. génér., 1875, 3e édit., p. 934 et 1237.

(4) Griesinger. Traité des maladies infectieuses, traduit par Lemattre, 2e édit., annoté par Vallin, p. 357. Paris, 1877.

(5) Ch. Murchison. La fièvre typhoïde. Traduit par Lutaud, annoté par H. Guéneau de Mussy, p. 148. Paris, 1878.

seau, rattache les taches bleues, à la forme bénigne de la maladie. Enfin, en 1880, Béhier (1) exprime son opinion de la façon suivante :

« Les taches bleues n'ont pas une valeur diagnostique aussi grande que les taches rosées lenticulaires, parce qu'elles sont plus rares, mais, comme ces dernières, elles appartiennent bien à la fièvre typhoïde ; car nous ne saurions, quant à nous, séparer de cette maladie, sous le *nom de fièvre*, les exemples dans lesquels se montrent les taches bleues. Nous ajouterons que nous avons vu, à plusieurs reprises, la coïncidence des taches bleues et des taches rosées lenticulaires, et que d'ailleurs *la première de ces deux éruptions coïncide, à n'en pas douter, avec l'altération caractéristique et spéciale des plaques de Peyer.* »

Nous avouons que jusqu'ici nous n'avons pas encore trouvé un auteur ayant exprimé son avis d'une façon aussi catégorique et ayant osé faire des taches bleues un signe aussi caractéristique du processus typhique. Quant au pronostic, cet auteur ne peut concéder que les taches bleues appartiennent toujours aux cas légers et soient considérées comme un signe établissant la bénignité absolue de la maladie.

(1) Béhier et Hardy. Traité élémentaire de path. int., t. IV, p. 72 et 121, dernière édition. Paris, 1880.

II. — *Les taches bleues se montrent surtout dans la fièvre synoque.*

Parmi les anciens, nous avons déjà vu Piquer les signaler, en 1776, dans cette affection. D'un autre côté, jusqu'en 1847, nous voyons les auteurs en faire une éruption spéciale de la fièvre typhoïde, à forme bénigne. En raison de cette bénignité, beaucoup de médecins veulent alors les rattacher à une autre affection moins grave, à la fièvre synoque. C'est ainsi que Davasse, dans sa thèse inaugurale sur les *fièvres éphémère* et *synoque*, les considère comme appartenant presque exclusivement à cette dernière maladie. Il rapporte six observations de fièvre synoque dans lesquelles il a observé ces taches. Pendant une dizaine d'années, cette opinion prévalut et fut admise par la généralité des médecins. Elle était si bien acceptée, nous disait obligeamment M. Mesnet (1) que, lorsqu'on se trouvait en présence d'un malade ayant un état fébrile mal caractérisé, on tranchait la question en concluant pour la fièvre synoque (*synochus imputris*) si le malade présentait une éruption de taches bleues, et, au contraire, pour la fièvre typhoïde (*synochus putris*), s'il présentait des taches rosées lenticulaires seulement. Les taches bleues étaient donc regardées alors comme un signe aussi caractéristique de la fièvre synoque que les taches rosées l'étaient de la fièvre

(1) Communication orale.

typhoïde. L'importance qu'on accordait à cette distinction était très grande ; et le même médecin nous affirma avoir vu échouer au concours du bureau central, à cette époque, un candidat qui l'avait négligée.

En 1866, deux auteurs viennent encore fournir des arguments en faveur de cette distinction. Pour Valleix (1) « il n'est pas douteux que, dans quelques cas, il n'y ait eu *erreur de diagnostic*, et ce qui doit le faire admettre, c'est que les auteurs qui ont signalé ces taches dans la fièvre typhoïde ont été frappés de la bénignité de la maladie. »

Quant à lui, il les a souvent observées dans la fièvre synoque ; elles lui paraissent donc appartenir presque exclusivement à dernière affection. Monneret (2) est aussi affirmatif. Il les a presque toujours vues sur des malades atteints de fièvre gastrique nettement caractérisée, en l'absence de tout symptôme typhoïde.

Jusqu'à nos jours, cette opinion aura des défenseurs En 1873, Tardieu (3) dit qu'on les observe surtout dans cette variété de fièvre éphémère qui constitue la synoque.—M. J. Cazalis (4), dans sa thèse inaugurale, émet aussi la même opinion ; mais il n'ose se

(1) Valleix. Guide du Médecin praticien, 5e édit., t. I, p. 27, 1866.

(2) Monneret. Traité élément. de pathol. int., t. III, p. 252-53, 1866.

(3) A. Tardieu. Manuel de pathologie et de clinique méd., 4e édit. Paris, 1873, p. 4.

(4) J. Cazalis. De la valeur de quelques phénomènes congestifs dans la dothiénentérie. Thèse de Paris, 1874.

prononcer sur la bénignité du pronostic. Enfin, en 1882,
M. Dieulafoy (1), malgré les recherches récentes,
connues et publiées depuis deux ans sur cette question,
continue à regarder encore les taches bleues, comme
« une éruption fréquente de la fièvre synoque. »

III. — *Les taches bleues appartiennent à la fois et à la fièvre typhoïde et à la fièvre synoque.*

Certains auteurs ayant observé manifestement cette
éruption dans ces deux maladies, il était tout naturel
qu'ils en fissent un symptôme commun à l'une et à
l'autre affection. C'est l'opinion que nous trouvons
émise d'abord par Râcle (2). « Bien que cette éruption
dit-il, soit très rare et fort peu connue, elle semble
appartenir exclusivement à la fièvre typhoïde et à la
synoque. » C'est aussi l'opinion que soutenait M. le
professeur Jaccoud (3) jusqu'en 1867, où, les ayant
constatées manifestement dans un cas de fièvre intermittente tierce, il rectifie la valeur séméiologique trop
exclusive qui leur a été attribuée. Nous trouvons
encore plusieurs thèses ou l'on rapporte les taches
bleues à la fièvre typhoïde et à la synoque. M. Ma-

(1) G. Dieulafoy. Manuel de pathologie interne, 1re édit., t. II, p. 69.
Paris, 1882.

(2) Râcle. Traité de diagnostic médical, 6e édit., p. 536, Paris,
1878

(3) Jaccoud. Leçons de clinique méd. faites à la Charité, Paris, 1867,
p. 538.

zeron (1), en 1866, fait remarquer que les taches
ombrées n'ont été observées jusqu'à présent que
dans la synoque et la fièvre typhoïde, mais qu'elles
sont très rares dans cette dernière affection ; aussi leur
importance au point de vue du diagnostic de la maladie est-elle, pour lui, tout à fait secondaire. Leur
valeur pronostique étant, d'après cet auteur, fort con-
testée, il s'abstient de se prononcer d'une façon
absolue. — M. Mornard (2), en 1875, leur reconnaît une
valeur diagnostique très précise dans la synoque et la
fièvre typhoïde, maladies où elles ont toujours été
observées..

Quant au pronostic, elles se rencontreraient aussi
bien dans les cas graves que dans les cas légers.
MM. Laveran et Tessier (3), dans leur récent ouvrage,
les signalent également dans ces deux affections.

IV. — *Les taches bleues n'ont* AUCUNE *valeur*
séméiologique.

Comme il arrivait de temps en temps que les taches
ombrées étaient signalées dans des maladies autres
que la fièvre synoque et la fièvre typhoïde, plusieurs

(1) A. Mazeron. Etude clinique sur les taches et les éruptions de la
fièvre typhoïde. Thèse de Paris, 1866.

(2) H. Mornard. Séméiologie des éruptions cutanées dans la fièvre
typhoïde. Thèse de Paris, 1875.

(3) Laveran et Tessier. Nouv. élém. de path. et de chir. méd.,
1re édit., t. I, p. 28 et 37. Paris, 1878-80-81.

Mallet.2

auteurs finirent par leur refuser toute signification.
Du reste, dès 1856, Chomel (1) et un peu plus tard
Béhier (2) qui, comme nous l'avons vu, a modifié
depuis considérablement son opinion, leur refusaient
déjà toute valeur séméiologique. La rareté de l'érup
tion leur faisait alors rejeter ces taches comme signe
diagnostique et pronostique.

En 1863, Delioux de Savignac (3) présente à l'Académie de médecine, un mémoire où il ne reconnaît
aux taches bleues aucune valeur précise tant diagnostique que pronostique. Elles se manifestent, d'après
lui, dans les maladies les plus diverses, et il les a
observées dans l'angine tonsillaire, la fièvre éphémère, l'embarras gastrique, la pneumonie, la fièvre
typhoïde. Il constate que c'est en effet dans cette dernière maladie que, suivant son expression, cet *exan-
thème bleu* se montre le plus souvent et qu'il paraît
avoir le plus de signification ; mais il peut s'y rencontrer en même temps que des taches rosées. « Cependant, ajoute-t-il, le plus ordinairement son développement n'y a lieu que lorsque les taches rosées
manquent ou sont peu abondantes. » Pour le même
auteur « des influences d'épidémie et de constitution
ne seraient pas étrangères, dans beaucoup de circon-

(1) Chomel. Eléments de pathologie générale, 4e édit., p. 119. Paris, 1856.

(2) Béhier et Hardy. Traité élémentaire de pathol. int., 2e édit.,
t. I. Pathol. gén., 1858.

(3) Delioux de Savignac. Les taches bleues. Bull. de l'Acad. de méd.,
séance du 6 octobre 1863, t. XXIX, no 1, p. 6.

stances, à la production des taches bleues, » et il cite une épidémie de fièvre typhoïde à Toulon, où, pendant la dernière phase de la maladie, cette éruption s'est manifestée sur un grand nombre de sujets. Il les a du reste, constatées indifféremment dans les cas graves et légers et ne leur accorde, par conséquent, aucune signification pronostique précise.

Pour Grisolle (1), les taches bleues sont exceptionnelles, s'observent dans des états morbides divers, et ne constituent qu'un signe de bien médiocre importance.

En 1875, M. Smester (2) essaya de démontrer que les taches bleues n'ont aucune valeur pronostique ni diagnostique, dans la fièvre typhoïde. A l'appui de cette opinion, il mentionne d'abord leur rareté : Lorain, en 1868, ne les aurait pas rencontrées une seule fois sur 43 cas de fièvre typhoïde qu'il eut à soigner dans une épidémie à l'hôpital Saint-Antoine. Il cite ensuite les auteurs qui les ont observées dans des affections diverses : M. le professeur Lasègue, dans un cas de rhumatisme articulaire aigu, MM. Empis, Lorain, dans des cas de pneumonies aiguës, de granulie, de méningite ; enfin M. Pinard, dans un cas de fièvre puerpérale. Beau les avait, du reste, déjà signalées, dans un cas de néphrite puru-

(1) A. Grisolle. Traité de pathol. int., 9ᵉ édit., t. I, p. 20. Paris, 1874.

(2) J. Smester De la valeur des taches bleues dans la fièvre typhoïde. Thèse de Paris, 1875.

lente, sans complication dothiénentérique, et dans un cas de pneumonie simple.

En 1877, M. G. Homolle (1) partage les mêmes idées, et M. le professeur Jaccoud (2) les ayant observées, comme nous l'avons vu, dans un cas de fièvre intermittente tierce et dans la dysentérie, ne leur accorde plus, en 1879, aucune importance. M. Cabiran (3) se range dans sa thèse à l'opinion de ces derniers auteurs.

Comme nous le voyons, les taches bleues étaient tombées pour beaucoup d'observateurs, mais non pour tous, dans un grand discrédit.

V. — *Les taches bleues ne sont que les manifestations* d'une PHTHIRIASE TOUTE PARTICULIÈRE.

Cette dernière opinion sert de conclusion aux récents travaux, qui ont été écrits sur cette question et auxquels s'attachent les noms de MM. Moursou (4) et Duguet (5). Ces deux médecins donnèrent la clef

(1) G. Homolle. De la fièvre typhoïde. Revue des sc. méd. de Hayem, t. X, p. 336, 1877.

(2) Jaccoud. Traité de pathol. interne, t. II, p. 810, 6ᵉ édit. Paris 1879.

(3) Cabiran. Des éruptions de la fièvre typhoïde. Thèse de Paris, 1879.

(4) J. Moursou. Nouvelles recherches sur l'origine des taches ombrées. Annales de dermatologie et de syphiliographie, t. IX, p. 198, 1877-78. Fasc. 3 publié le 11 mai.

(5) Duguet. Sur les taches bleues, leur production artificielle et leur valeur séméiologique (communication faite à la Société de biologie dans la seance du 17 avril 1880). (Voir Gaz. des hôp., 20 avril 1880.)

de la pathogénie véritable des taches ombrées : le premier, en révélant la coïncidence constante des taches bleues et des pédiculi pubis ; le second, en démontrant à nouveau cette relation et en en faisant saisir le mécanisme, à l'aide d'expériences aussi probantes qu'ingénieuses et originales.

Nous verrons, dans la suite, la part qui revient dans ces découvertes, à chacun de ces deux observateurs.

CHAPITRE II

DE LA PATHOGÉNIE DES TACHES BLEUES

Dans cette étude, nous considérerons :

1° La coïncidence des *taches bleues* avec les *pediculi pubis*;

2° Les preuves qui établissent la relation absolue entre les *taches* et les *pédiculi*;

3° Les conditions de développement et d'apparition des *taches*.

1. *Coïncidence des taches ombrées et des poux du pubis* (Phthirius inguinalis, pediculus pubis, etc...)

Cette coïncidence fut découverte par des médecins de la marine, D'après M. Moursou, ce seraient les élèves de M. Falot, à l'Ecole navale de Toulon, qui constatèrent les premiers, dans le courant de l'année 1868, la coïncidence des taches ombrées avec les poux du pubis.

Ce professeur n'aurait eu que « l'intuition de sa constance (1), alors qu'il était impossible de la prévoir, sur une première série de deux ou trois cas, trouvés par les élèves ».

(1) Voir Annales de dermatologie et de syphiligraphie, t. IX, 1877-78. (Lettre de M. Moursou, p. 327, en réponse à celle du docteur Guiol, p. 325.)

D'un autre côté, M. Gestin, actuellement directeur du service de santé de la marine et de l'Ecole de médecine navale à Toulon, nous écrit que c'est dans son service de clinique médicale à Brest qu'il en a été question, pour la première fois, et que, sans qu'il lui soit possible de savoir à qui rapporter le mérite de cette découverte, il l'attribue un peu à chacun des nombreux médecins et élèves qui suivaient sa clinique à Brest, il y a 12 à 14 ans (1).

Sans pouvoir trancher cette question de priorité, nous dirons que c'est M. Moursou qui a le mérite de l'avoir fait connaître. Dans un très remarquable mémoire, paru en 1878, ce médecin, donnant le résultat de neuf années d'observations continues, affirme que : « Chaque fois qu'il y a des taches ombrées, il y a des poux du pubis ou des œufs de ces poux ». Jamais une exception ne se produisit. Les observations qui sont au nombre de 250 et dont il cite une quinzaine, portent à la fois sur des *malades* et sur des *individus bien portants*. Il a, dit-il, retrouvé ces taches sous toutes les latitudes, toujours accompagnées de poux du pubis, en France, dans une campagne des mers de Chine et du Japon, en Cochinchine, etc. Il a observé cette coïncidence non seulement chez des malades atteints de fièvre typhoïde, mais encore chez des individus atteints de fièvres synoques, d'embarras gastriques, de fièvres jaunes, de pleurésies aiguës, de pneumonies franches, d'orchites simples, de fractures *sans fièvre*,

(1) Communication particulière.

de diarrhées et dysentéries chroniques *sans fièvre.*
La même année, M. Gestin, dont nous avons déjà
parlé plus haut, faisait lire à la Société médicale des
hôpitaux (1) une note, où étaient consignées une vingtaine d'observations du même genre. Toujours la
coïncidence était observée, non seulement sur des individus atteints des maladies *les plus disparates*, mais
encore sur des personnes *en parfaite santé.*

Après la publication du travail de M. Moursou,
M. Duguet qui, maintes fois, avait déjà observé les
taches bleues chez des jeunes gens atteints de maladies vénériennes et surtout de blennorrhagie, adopta
immédiatement et avec une conviction parfaite, les
conclusions de cet auteur. Il voulut cependant observer de nouveaux faits et renouvela ses recherches.

Dans les huit derniers mois de l'année 1879, il cons-
tata cette coïncidence sur 11 à 12 malades, et, au
commencement de l'année 1880 jusqu'à l'époque
où parut sa très intéressante communication, à la
Société de biologie, sur les taches bleues, en moins
de quatre mois, il enrichit sa collection de quatorze
nouveaux cas, observés dans son service à l'hôpital
Saint Antoine. Les malades chez qui il remarqua, en
dernier lieu, cette coïncidence, se décomposent ainsi :
cinq cas de fièvre typhoïde, trois syphilitiques, un
galeux, un rhumatisant avec lésion mitrale, un malade atteint d'angine phlegmoneuse, un cas de

(1) Bulletins et mémoires de la Société méd. des hôp. de Paris,
2ᵉ série, t. XV, année 1878, p. 75 (séance du 12 avril, lettre lue en
séance publique).

grippe, une blennorrhagie et une fièvre éphémère. Depuis cette époque, ce minutieux observateur n'a cessé de la constater et d'autres médecins ont pu, comme lui, s'en convaincre, maintes fois, dans leurs services hospitaliers.

Si l'on veut bien se donner la peine d'examiner des malades, à ce point de vue et dans de bonnes conditions d'observation, il est impossible de ne pas en rencontrer plusieurs cas, en très peu de temps. Cependant, d'après les remarques faites par M. Duguet, il y aurait, pour cela, un moment de l'année qui semblerait beaucoup plus favorable. Ce serait vers la fin de l'hiver, aux mois de février et de mars, qu'on pourrait le plus souvent constater la coexistence des taches bleues et des pédiculi pubis.

Néanmoins, il peut arriver que dans deux cas, la coïncidence ne puisse être reconnue. Dans le premier, les taches existent, mais il est impossible de trouver les insectes. Dans le second, ce sont au contraire les taches, qui manquent, alors que les pédiculi pullulent.

Si les taches existent et que les pediculi pubis soient absents, ce défaut de coïncidence n'est qu'apparent et peut tenir à ce que l'individu infecté, a perdu récemment ses parasites d'une façon quelconque. Ce cas s'est présenté à M. Duguet, qui ne pouvant trouver, un jour, des pédiculi chez un malade ayant des taches bleues, l'entendit s'écrier en riant : « Vous ne m'en trouverez plus, monsieur, je les ai fait partir avant d'entrer à l'hôpital. ». Le plus souvent, si l'on ne trouve pas les insectes, on peut constater alors la

présence des œufs attachés aux poils du pubis ou des
aisselles et le doute n'est plus alors possible. Mais
n'eût-on pas cette dernière preuve, qu'on pourrait
toujours admettre qu'un ou deux pediculi aient pu
produire des taches bleues pendant un très court
séjour et par conséquent une très courte infection
parasitaire. De cette façon, il serait possible d'expliquer la présence de ces taches chez des sujets impubères, si tant est qu'on en ait nettement observé chez eux.
Au contraire, si, après avoir constaté la présence des
pediculi, toute recherche des taches demeure infruc-
tueuse, deux raisons peuvent expliquer leur absence :
ou bien le sujet est réfractaire et dans des conditions
défavorables à leur apparition, ou bien l'infection parasitaire est encore trop récente et n'a pas encore atteint
le nombre de jours suffisants. Comme nous le verrons,
M. Moursou a estimé qu'il fallait en moyenne 20 jours
d'infection pediculaire, avant que les taches n'apparussent. Ces deux conditions pourraient expliquer à
la rigueur pourquoi M. Gibier, qui, dans la séance du
5 janvier 1881, à la Société de biologie, exprimait des
doutes sur la relation intime des taches bleues avec
les poux du pubis, ne put constater une seule fois,
cette coïncidence sur plus de 200 malades atteints de
pediculi pubis. Cependant tout en tenant compte, et de
l'état réfractaire, et de la durée trop courte de l'infection parasitaire, nous ne croyons pas, comme l'a
dit un médecin de l'hôpital Saint-Louis, M. Besnier,

(1) qu'on puisse examiner sérieusement 200 phthiriaques, sans jamais trouver de taches bleues. D'après
ce savant médecin, si l'on examine les malades sur
toute la surface du corps et à une lumière convenable,
il est impossible de découvrir seulement quatre malades infectés, sans que l'un deux ne présente des taches
cyaniques. Nous partageons complètement cet avis,
car, pendant ces trois derniers mois, nous avons été
à même de recueillir, dans le seul service de
M. Duguet, plus de 24 observations de phthiriaques,
avec taches bleues, et nous n'avons vu que deux ou
trois sujets chez qui ces taches faisaient défaut.

On objectera peut-être que les malades qui ont été
observés, jusqu'à présent et que nous avons observés
nous-mêmes, étaient des fiévreux, tandis que ceux que
vit M. Gibier étaient apyrétiques. A cela, nous répon-
drons qu'un état fébrile ne favorise en rien l'apparition
des taches. M. Moursou l'a déjà démontré de la façon
la plus formelle, puisqu'il les a rencontrées très souvent sur la peau d'individus bien portants ou sans
fièvre. M. Duguet les a également rencontrées chez un
grand nombre d'apyrétiques parmi lesquels il cite le
cas remarquable d'un saturnin que lui fit voir M. le
professeur Lasègue, dans son service de clinique, à la
Pitié, le 24 avril 1880. Enfin nous espérons nous-
mêmes en apporter ici de nouveaux exemples. Si les
taches bleues paraissent plus fréquentes, chez les

1) E. Besnier. Annales de dermatologie et de syphiliographie,
2e série, t. II. p. 357, 1881.

fiévreux, la raison toute simple à donner est qu'on examine plus souvent et plus attentivement des malades et surtout des fiévreux que des personnes bien portantes.

Nous allons maintenant rapporter une série d'observations nouvelles où l'on a constaté la coïncidence des taches ombrées et des pediculi pubis.

Plusieurs nous ont été communiquées par M. Martineau, qui nous a très obligeamment mis à même, à l'hôpital de Lourcine, de compulser ses nombreuses observations. Elles nous démontreront que les taches bleues apparaissent aussi bien chez les apyrétiques que chez des fébricitants. Nous devons aussi des remerciements à M. Gestin, qui a bien voulu nous en faire parvenir quelques-unes.

Dans les observations que nous avons recueillies, nous avons recherché non seulement la coïncidence des taches avec les poux, mais encore nous nous sommes enquis des conditions de leur apparition. C'est ainsi que nous avons noté l'affection du malade, l'état de la peau, sa couleur, sa finesse, le développement du système pileux et la couleur des poils. Nous avons aussi cherché à connaître les modes de contagion du parasitisme, la date probable de l'infection pediculaire ; mais, à part quelques cas, nous n'avons pu obtenir des renseignements précis à ce sujet.

Nous rangerons nos observations en deux groupes. Dans le premier nous placerons celles qui mentionnent la coïncidence des *taches* et des *parasites* chez des fébricitants ; dans le second, celles qui la constatent chez des apyrétiques.

PREMIER GROUPE.

Coïncidence des taches ombrées et des pediculi pubis chez des fiévreux.

OBSERVATION I.

(Recueillie dans le service de M. Duguet, à l'hôpital Lariboisière, et due à l'obligeance de M. Monprofit, externe de service.)

B... (François), âgé de 23 ans, Bavarois, journalier, entré le 25 février 1882, salle Saint-Vincent, lit n° 1.

Cheveux noirs, peau fine et blanche, système pileux assez développé, atteint de fièvre typhoïde à forme ataxo adynamique très grave, terminée le 1er mars par la mort.

Presente le jour même de son entrée, outre une éruption de taches rosées assez rares, mais incontestables, une éruption d'un genre différent. A la partie supérieure des deux cuisses, dans la région sousombilicale et sur les jambes, se voient de magnifiques *taches bleues*, isolées ou réunies par leur circonférence, de façon à former de véritables plaques. Elles sont d'une belle couleur bleue, tirant sur le violet. Leurs dimensions varient de 5 millim. à 1 centim. et demi, même 2 centim. pour celles qui sont isolées.

Celles qui sont confluentes, atteignent jusqu'à 4 et 5 centim. Leur surface semble déprimée, lorsqu'on les regarde obliquement.

Elles ne sont pas influencées par la pression. Si l'on vient à chercher l'insecte producteur de ces taches, dans son domicile habituel, les poils du pubis ou des aisselles, on ne trouve ni pédiculi, ni œufs. Après une recherche attentive sur les autres parties du corps, M. Duguet finit par découvrir sur la partie inférieure des cuisses et sur les jambes, d'abord des œufs, déposés sur les poils et qui au microscope présentent l'aspect caractéristique des œufs des pédiculi pubis, puis enfin les *pediculi* eux-mêmes, adhérents à la peau, dans laquelle ils s'incrustent pour ainsi dire et avec laquelle leur couleur assez pâle se confond.

1er mars. Les taches bleues persistent encore et l'on peut en voir sur les bras, les avant-bras, à la main sur la face dorsale où elles semblent être de production nouvelle.

A l'autopsie, qui fut faite le lendemain, 2 mars, il fut possible de constater sur le cadavre l'état des taches bleues, que M. Duguet avait circonscrites avec de l'encre avant la mort et qui sont reconnaissables à une couleur tout à fait rosée. Par frictions répétées et par le lavage, elles ne s'effacent pas et leur coloration n'est pas modifiée. On enleva les parties de la peau où se trouvaient quelques taches et on les soumit à un examen micrographique.

Nous aurions donc dans cette observation, une preuve que les taches bleues ne sont pas un signe favorable de la dothiénentérie, comme l'ont si long-temps pensé certains auteurs.

Sachant maintenant quelle est leur véritable origine, nous n'en sommes aucunement surpris.

Un fait à noter, est l'endroit où l'on trouva les pediculi pubis. Il semble que la gravité de la maladie les ait fait quitter leurs siéges habituels, pour se réfugier vers les extrémités. Nous aurons occasion de signaler plusieurs fois cette particularité et de la rapprocher d'un fait curieux, qui se passe, lorsqu'on vient à sacrifier des animaux porteurs d'autres parasites.

Observation II.

(Recueillie dans le service de M. Duguet et due à l'obligeance de M. Bertrin, externe du service.)

Th... (Ferdinand), âgé de 25 ans, gardien de la paix, entré le 15 février 1882, salle Saint-Vincent, lit n° 24, pour angine unilatérale droite, grippe avec petit foyer de pneumonie catarrhale.

Cheveux châtains, peau fine et blanche, système pileux très développé.

Sur toutes les parties du corps, on peut apercevoir des *taches bleues*. Elles sont tantôt groupées en foyer, tantôt on les voit former de longues traînées, réunissant différents groupes entre eux. Les principaux se trouvent autour des aisselles et surtout au creux poplité du côté gauche. Il existe sur les poils de cette région, une agglomération d'œufs considérable.

Les *pediculi pubis* siègent surtout aux jambes, à l'abdomen où ils sont réunis en masse.

Les taches sont déprimées au centre.

Chose surprenante, avec tous ces pediculi pubis, le malade n'accuse *aucune démangeaison*, aucun prurit. Il ne s'était pas même aperçu de la présence des poux. Il croit les avoir pris dans un corps de garde.

Observation III.

(Recueillie par nous dans le service de M. Duguet, à l'hôpital Lariboisière.)

Liard..., 24 ans, comptable, entré le 18 mars 1882, salle Saint-Vincent, atteint de fièvre synoque. Peau blanche, fine, cheveux noirs, poils nombreux au pubis et aux aisselles.

En examinant l'abdomen, on aperçoit des *taches bleues* au bas ventre. Elles sont nombreuses, s'éparpillent autour du pubis.

En découvrant davantage le malade, on en trouve quelques-une sur la région antéro-latérale de l'abdomen et du thorax, en avant de la poitrine près de l'aisselle. Poursuivant l'examen, il nous est possible d'en constater à la partie interne des bras et aux avant-bras. Elles se montrent aussi à la partie supérieure et interne des cuisses; quelques-unes même sont visibles dans le dos.

Ces taches ont tous les caractères que l'on connaît : la dépression, la coloration ombrée, bleuâtre. Elles ne s'effacent pas à la pression et rougissent seulement un peu lorsqu'on les frotte.

Les *pediculi pubis* abondent aux aisselles et au pubis. Malgré leur présence, le malade ne ressent *aucune démangeaison*. Questionné sur l'époque probable de l'infection, il nous apprend qu'il a eu des rapports sexuels, une quinzaine de jours avant son entrée à l'hôpital.

Dans les derniers jours du mois, les taches ont complètement disparu et le malade quitte l'hôpital.

OBSERVATION IV.

(Recueillie par nous dans le service de M. Duguet, à l'hôpital Lariboisière.)

H... (Alfred), 26 ans, garde-frein à la gare du Nord, entré le 2 avril 1882, pour un rhumatisme articulaire aigu, salle Saint-Vincent, lit n° 17. La peau est très blanche, très fine. Cheveux noirs, poils nombreux au pubis, clair-semés aux aisselles, rares dans les autres parties du corps.

Magnifiques *taches bleues* à la paroi antéro-latérale gauche de l'abdomen, à la partie supérieure et interne des deux cuisses, en abondance et disséminées sur la région postéro-interne du bras droit et à la face palmaire de l'avant-bras. On en remarque aussi quelques-unes dans le dos.

Les *pediculi* sont nombreux au pubis et aux aisselles. Nous en trouvons aussi dans le dos, là où siègent les taches.

Le malade ne ressent *aucun prurit* et ignore qu'il soit couvert de pediculi. Nous le lui apprenons et il nous dit que son infection parasitaire doit tenir à ce qu'il couche dans des corps de garde où séjournent à tour de rôle les hommes qui tiennent comme lui, l'emploi de garde-frein. M. Duguet avait déjà précédemment constaté la présence des pediculi chez des hommes tenant le même emploi, à la gare du Nord.

Le 4. Nous surprenons un phthirius inguinalis sur les bords de l'aréole du mamelon droit. Il existait alors une tache bleue, longue de 3 centim., qui décrivait un demi-cercle autour du mamelon et dont le phthirius occupait l'extrémité droite. Il semblait que cet insecte eût laissé comme une traînée bleuâtre sur son passage. Comme nous le verrons plus loin, il fut broyé et introduit dans le derme du malade lui-même, ce qui produisit une tache bleue le lendemain.

Les taches bleues que nous observâmes sur ce malade étaient très nettes, d'un très beau bleu. Elles avaient une forme tantôt régulière, arrondie, tantôt au contraire, elles étaient irrégulières, déchiquetées sur leurs bords; quelques-unes ressemblaient à un coup d'ongle, étaient légèrement creusées en godet. Elles persistèrent encore pendant quelques jours.

Le 13. La tache bleue en demi-cercle du mamelon était disparue. Elle avait donc eu une durée de neuf jours, qu'on avait pu exactement apprécier.

Cette observation nous a donc permis de surprendre un phthirius inguinalis, en flagrant délit de tache bleue, dont on a pu déterminer exactement la durée. Comme nous le verrons, elle concorde à peu près avec celle des taches qu'on a obtenues artificiellement sur le même malade et qui a varié de dix à douze jours. (Expérience I, 1ʳᵉ série).

OBSERVATION V.

(Recueillie par nous dans le service de M. Duguet.)

P..., Nicolas, 39 ans, Luxembourgeois, raffineur, entre le 2 avril 1882. Fièvre typhoïde. Salle Saint-Vincent, lit n° 5.

Peau brune, bronzée, cheveux noirs, système pileux très développé au pubis, aux aisselles, sur les jambes. Deux ou trois *taches bleues* à la face interne et supérieure de la cuisse gauche. Bien que ces taches n'aient pas une coloration bleue très accentuée, elles sont néanmoins très manifestes.

Les *pediculi* sont peu nombreux. On n'en trouve seulement quelques-uns, à la base des poils du pubis et adhérents à la peau, dont ils se distinguent par une coloration rougeâtre. Le malade n'ayant ressenti *aucun prurit*, ignorait la présence des poux. Il nous apprend que d'habitude il couche avec un de ses camarades, souvent muni de ces parasites.

OBSERVATION VI.

(Recueillie par nous dans le service de M. Duguet.)

Ch.. , Pierre, 21 ans, fumiste, entré le 6 avril 1882. Fièvre typhoïde.

Cheveux et poils chatains. Système pileux peu développé. Peau brune.

Quelques *taches ardoisées* à la partie supérieure de la cuisse gauche, au-dessous de l'aine. On en voit aussi deux ou trois dans le dos. Impossible de trouver un seul phthirius inguinalis, ni aux aisselles, ni au pubis; mais avec un peu d'attention, on trouve en assez grand nombre, des *œufs*, fixés aux poils du pubis.

OBSERVATION VII.

Recueillie par nous dans le service de M. Duguet.)

G..., Georges, 19 ans, employé de commerce, entré le 10 avril 1880, lit n° 34.

Catarrhe gastro-intestinal. Cheveux noirs, imberbe. Système pileux peu développé. Peau présentant une teinte subictérique. *Taches bleues* en très grand nombre, mais petites et arrondies; elles sont déprimées et siégent sur les parties antéro-latérales du tronc, sous l'aisselle. Les poux sont absents au pubis, mais des *pediculi* nombreux se trouvent dans les aisselles.

La date probable de l'infection parasitaire remonte à un mois. Le malade a couché, à cette époque avec un de ses amis qui, nous dit-il, se grattait beaucoup. Quinze jours après, il a éprouvé des démangeaisons et crut les calmer en prenant un bain de vapeur.

Observation VIII.

(Recueillie par nous dans le service de M. le professeur Bouchard, hôpital Lariboisière.)

J..., Marie, 22 ans, journalière, entrée salle Sainte-Mathilde, lit n° 33. Fièvre typhoïde.

Cheveux noirs. Peau blanche et fine. *Taches bleues* très marquées et très nombreuses à la partie interne et supérieure des cuisses, dans la région hypogastrique, au-dessus des aines.

Nous trouvons à la fois des *poux* et des *œufs* parmi les poils du pubis.

Observation IX.

(Recueillie par nous dans le service de M. Duguet.)

L..., Auguste, 20 ans, journalier, entré le 17 avril, salle Saint-Vincent.

Fièvre typhoïde grave avec hyperthermie. *Taches bleues* très marquées au-dessus du pubis et à la face interne des cuisses. Beaucoup d'*œufs* parmi les poils du pubis. Aucun pou saisissable.

A propos de ce malade, M. Duguet nous fait remarquer qu'un état grave pourrait expliquer la disparition des pediculi pubis, absolument comme celle des puces et des poux qui abandonnent un animal lorsqu'il va mourir ou qu'il vient d'être tué. Ceci démontrerait pourquoi l'on trouve souvent des œufs sans pédiculi. Il nous est déjà arrivé de voir les pediculi, dans un cas de fièvre typhoïde grave, quitter les parties centrales et se réfugier vers les extrémités du malade pour être ainsi prêts à l'abandonner complètement dès que le moment favorable sera venu.

OBSERVATION X.

(Recueillie par nous dans le service de M. le professeur Hayem, hôpital Saint-Antoine.)

M..., Antoine, 20 ans, monteur, Luxembourgeois, entré le 21 avril 1882, salle Magendie, lit n° 31.

Peau fine, blanche, poils blonds. Fièvre typhoïde avec température de 41°. *Taches bleues* en nombre considérable à la partie interne et supérieure des cuisses.

Malgré toutes nos recherches, nous ne pûmes trouver tout d'abord ni œufs, ni pediculi au pubis et aux aisselles. M. le professeur Hayem et ses élèves n'avaient pu constater leur présence, lorsque découvrant complètement le malade, nous trouvâmes sur les poils des jambes 4 ou 5 *pediculi* parfaitement vivaces.

Le malade nous dit avoir eu des rapports sexuels, il y a un mois, et avoir éprouvé des démangeaisons une dizaine de jours après.

La remarque de M. Duguet pourrait encore s'appliquer à ce dernier cas; car, bien que l'état général parut satisfaisant, la température s'éleva certains jours à 41°.

Observation XI.

(Due à l'obligeance de M. le Dʳ Gestin, directeur du service de santé de la marine et de l'Ecole de médecine navale à Toulon.)

Pit..., Jean, apprenti marin, 20 ans, angine phlegmoneuse, nombreux *pediculi* au pubis et aux aisselles. *Taches ardoisées* confluentes à la région pectorale gauche, quelques-unes immédiatement audessus du pubis et à la partie interne des cuisses.

Le troisième jour, on fait une lotion mercurielle parasiticide. Le quatrième, les taches pâlissent. Le cinquième, il en reste quelques-unes très pâles sur la poitrine. Le septième jour, il n'y a plus rien.

Observation XII.

(Due à l'obigeance de M. le Dʳ Gestin.)

Mén..., Henri, 23 ans, soldat d'infanterie de marine, entré pour embarras gastrique. Sur l'abdomen et la poitrine, *plaques ardoisées*, pâles, de forme irrégulière. Cet homme portait depuis trois semaines de nombreux pediculi. Il les a détruits avec de l'onguent gris, trois à quatre jours avant d'entrer à l'hôpital; puis, il a pris un bain.

Aujourd'hui, 18 mars, on constate la présence d'*œufs* adhérents aux poils du pubis. Pas de parasites vivants.

Le 22. Les taches existent encore, mais moins nombreuses et plus pâles.

Le 25. La plupart des taches ont disparu, on en retrouve encore des traces sur la poitrine.

Le 26. Disparition complète des taches.

Observation XIII.

(Recueillie par nous dans le service de M. Duguet.)

Ot..., Martin, 38 ans, peintre, entré le 3 juin 1882, salle Saint-Vincent, pour embarras gastrique fébrile.

Cheveux noirs, peau très fine et très blanche.

A la partie interne et supérieure de la cuisse gauche existe une *tache ombrée* très nette.

Dans le pli de l'aine du côté droit et en dehors des poils se trouve une toute petite tache d'un bleu très accentué, mesurant à peine 0,003 à 0,004 millimètres et paraissant de date récente. Tout d'abord, nous ne trouvons ni pediculi, ni œufs ; mais, en séparant convenablement les poils du pubis, nous finissons par trouver deux *pediculi* de très grosse taille.

Nous constatons également au milieu des poils de la même région, une petite tache d'un très beau bleu et peu éloignée de celle du pli inguinal. Le malade n'accuse *aucune démangeaison* et ignore la présence des poux. Il a, nous a-t-il dit, été infecté plusieurs fois et s'est toujours guéri en faisant des frictions mercurielles.

Depuis deux mois, il n'a eu aucun rapport sexuel et ne paraît s'être exposé en aucune façon à l'infection parasitaire.

Le lendemain 4 juin, la tache bleue du pli inguinal s'est agrandie, et la coloration bleue a sensiblement diminué.

Le 11, tout est disparu.

Observation XIV.

(Recueillie par nous dans le service de M. Duguet.)

A..., Philippe, 20 ans, facteur, entré le 10 juin 1882, salle Saint-Vincent, n° 17.

Angine phlegmoneuse avec herpes labial, blennorrhagie, gale, poux de corps, prurigo, acné, pityriasis versicolor. Cheveux châtains, poils nombreux. — Peau fine.

Taches bleues sur les membres inférieurs jusque sur les malléoles, sur la face interne et supérieure de la cuisse gauche, sur les régions latérales du thorax, sous les aisselles et dans le dos, en arrière de la poitrine au même niveau ; quelques unes en avant de la poitrine et dans la partie supérieure. On en trouve aussi disséminées sur les bras et les avant-bras.

Quelques *pediculi* au pubis et dans les aisselles, — le malade a eu des rapports sexuels, il y a une quinzaine de jours ; mais le grattage qu'il accuse et qui doit surtout être rapporté à la gale date de un mois et demi. Le malade couche ordinairement avec un de ses camarades, qui n'a, nous dit-il, ni gale, ni poux du pubis. Il a déjà été plusieurs fois infecté par ces derniers insectes.

OBSERVATION XV.

(Recueillie par nous dans le service de M. Duguet.)

M..., Charles, 18 ans, peintre, entré le 24 juin 1882, salle Saint-Vincent, lit nº 3.

Fièvre typhoïde, éruption confluente de taches rosées, cheveux blonds, système pileux assez développé.

Quelques *taches bleues* sur la face externe des cuisses, très nombreuses sur la face interne.

Pas de *pediculi* saisissables. Quelques *œufs* seulement au pubis.

DEUXIÈME GROUPE.

Coïncidence des taches bleues et des pediculi pubis chez des apyrétiques.

OBSERVATION XVI.

(Recueillie par nous dans le service de M. Duguet.)

R..., (Etienne), 28 ans, journalier, entré le 16 avril 1882, courbature, pas de fièvre, peau blanche, cheveux noirs.

Taches bleues, petites, peu nombreuses sur le ventre et le côté externe et supérieur des cuisses.

Pas de poux visibles, mais des *œufs* parmi les poils du pubis. Le malade s'étant aperçu il y a trois mois qu'il portait des pediculi, avait cru s'en être débarrassé en faisant une friction d'onguent gris.

Les sept observations qui suivent ont été prises sur des malades complètement apyrétiques en traitement à l'hôpital de Lourcine. Nous les devons à l'obligeance de M. Martineau.

OBSERVATION XVII.

C..., (Marie), 19 ans, couturière, entrée le 8 novembre 1881, salle Saint-Louis.

Syphilis ancienne, métrite et abcès de la glande vulvo-vaginale droite ayant produit une fistule.

Pediculi pubis avec quelques *taches ombrées*.

OBSERVATION XVIII.

Mal..., (Olympe), 23 ans. blanchisseuse, entrée le 10 mai 1881, salle Saint-Louis.

Syphilis cutanée, vulvaire, buccale. Métrite.—Adénolymphite.—
Scrofule, vaginite.
Pediculi pubis.—*Taches bleues.*

OBSERVATION XIX.

U..., (Albertine),19 ans, fille de salle, entrée le 22 novembre 1881,
salle Saint-Louis, n° 10.

Syphilis vulvaire et cutanée, vulvo-uréthro-vaginite blennorrhagique.— Métrite avec anté-version et latéro-version droite. — Adéno-
lymphite.

Nombreuses *taches bleues* dans le dos et surtout sous les aisselles.
Poux du pubis.

OBSERVATION XX.

Mei..., (Marie), 19 ans, fabricante d'allumettes, entrée le 4 octobre
1881, salle Saint-Louis, lit n° 18.

Syphilide ano-vulvaire cutanée buccale. — Métrite. — Adénolymphite.

Pediculi, quelques *taches bleues.*

OBSERVATION XXI.

D..., Adrienne, 24 ans, blanchisseuse, entrée le 22 novembre 1881,
salle Saint-Louis, lit n° 14.

Métrite. — Adéno-lymphite. — Vulvite herpétique. —Bronchite.
— Prurigo parasitaire.

Pediculi avec *taches bleues.*

OBSERVATION XXII.

Z... (Catherine), 22 ans, cuisinière, entrée le 15 mars 1881, salle
Saint-Louis, lit n° 15.

Métrite, adéno-lymphite droite, rectite simple par sodomie, chan-

cres non infectants du vagin, syphilis, démangeaisons extrêmement
vives aux reins et aux organes génitaux.

Quantité énorme de *pediculi pubis*.

Taches bleues à la ceinture.

OBSERVATION XXIII.

M... (Elisabeth), 21 ans, journalière, entrée le 14 juin 1881, salle
Saint-Louis, lit n° 5.

Syphilides papuleuses hypertrophiques.

Pédiculi pubis. Taches bleues.

La lecture de ces observations nous montre donc la
coïncidence absolue des *taches bleues* et des *vediculi
pubis*. Ces derniers ont manqué quelquefois, mais
nous avons toujours trouvé des œufs comme traces de
leur passage. Nous voyons de plus que cette coïncidence peut exister aussi bien chez des apyrétiques que
chez des fébricitants ; que, parmi ces derniers, elle
peut être constatée dans une maladie fébrile quelconque ; que l'éruption de taches bleues n'est spéciale à
aucune affection, comme se l'étaient imaginé beaucoup d'auteurs. Toutefois, si on l'observe plus souvent
dans la fièvre typhoïde ou la synoque, c'est que, dans
ces maladies, on est conduit à examiner avec plus de
soin l'abdomen, afin d'y rechercher le gargouillement,
le ballonnement, les taches rosées lenticulaires, etc.

Si dans nos observations nous en avons constaté la
fréquence, surtout chez des typhiques, c'est que nous
sommes tombé à un moment de l'année où la fréquence de la fièvre typhoïde était aussi très grande.

 - Comme nous l'avions dit précédemment, nous avons recherché la couleur de la peau, des cheveux et le développement du système pileux. Il en résulte que c'est surtout chez les individus à peau blanche et fine, à cheveux noirs et à poils nombreux, que s'observent les taches bleues. — Nous avons pu également constater que l'infection parasitaire s'est produite le plus souvent en l'absence de tout rapport sexuel, et dans plusieurs cas nous avons pu savoir qn'elle ne remontait pas au delà d'un mois.

Quant à la durée des taches bleues. il ne nous a pas été donné de la noter souvent d'une manière précise, car les malades présentaient dès leur entrée à l'hôpital des taches dont nous ne pouvions connaître l'âge. Cependant, dans un ou deux cas nous avons pu fixer une durée de huit à dix jours. Nous étudierons d'ailleurs plus loin cette question et nous assignerons à la durée des taches une limite qui variera entre huit à douze jours.

Une particularité à signaler, dans ces observations, c'est le peu de fréquence des démangeaisons et du prurigo parasitaire. Or, nous avons été surpris au contraire de rencontrer très souvent des démangeaisons vives avec prurigo chez les individus porteurs de pediculi pubis sans taches bleues. C'est ainsi que depuis le moment où M. Martineau a recherché la coïncidence des poux et des taches et l'a signalée dans ses observations, nous avons trouvé beaucoup plus souvent les démangeaisons et le prurigo parasitaire chez des malades ayant des pediculi sans taches que chez des malades ayant à la fois des poux et des taches. — Ce fait est à rapprocher de celui que nous observerons bientôt chez ceux qui, ayant subi des inoculations, ont eu des taches bleues, sans éprouver de démangeaisons, tandis que ceux qui n'en ont pas présenté ont éprouvé des démangeaisons insupportables.

Nous allons maintenant rapporter une observation que nous à transmise M. Duguet. — Cette observation a été recueillie par M. Duplaix, son ancien interne, actuellement à l'hôpital Laënnec. — Le malade qui en fait l'objet a eu à deux reprises différentes des pediculi pubis en très grand nombre. Jamais il n'a présenté de taches bleues, mais toujours il a éprouvé des démangeaisons avec complication de prurigo parasitaire.

Observation XXIV.

Pediculi pubis à deux reprises différentes. — Pas de taches bleues.
Démangeaisons et prurigo.

Le nommé X..., âgé de 26 ans, a le système pileux très développé. Un jour, il s'aperçoit qu'il a de fortes démangeaisons au niveau du pubis, mais comme elles sont intermittentes, il ne s'en préoccupe nullement.

Au bout d'une dizaine de jours, le prurit s'est accentué et s'est étendu du pubis au devant de la poitrine, aux aisselles, sur les bras et sur les jambes. Les démangeaisons sont si vives qu'il ne cesse de se gratter. Il en résulte un prurigo très accentué.

Un examen attentif fait constater sur toutes les parties du corps et particulièrement au pubis et aux aisselles, une quantité considérable de pediculi pubis qui recouvrent les poils auxquels ils sont attachés. Il a été impossible de trouver une seule tache bleue, malgré plusieurs examens répétés : le malade n'a jamais eu de mouvements fébriles, mais il ne cesse de se gratter, car les démangeaisons sont toujours continuelles et très intenses.

Après une semaine de traitement avec frictions mercurielles et bains sulfureux répétés, le malade voit les démangeaisons disparaître tout à fait, en même temps que les pediculi pubis.

Un mois plus tard, le jeune homme est repris des mêmes accidents Il éprouve des démangeaisons très vives au pubis, elles restent limitées à cette région, qui est couverte de pediculi pubis; mais comme la première fois, les taches bleues sont absentes. La fièvre est nulle et les accidents de prurigo se développent autour du pubis, sous l'influence du grattage; mais nulle part de taches bleues.

Avec le même traitement que précédemment, le malade voit disparaître tous les accidents.

Nous pourrions rapprocher de cette observation, celle d'un vieillard, que nous avons vu à l'hôpital St-Louis, dans le service de M. Besnier. Ce malade avait les creux des aisselles noirs de pediculi. Ils étaient moins nombreux au pubis. Malgré l'examen le plus attentif, il ne présentait aucune tache bleue. En revanche, il accusait de *très fortes démangeaisons*; mais le prurigo ne s'était pas encore développé.

II. *Preuves établissant une relation de cause à effet entre les pediculi pubis et les taches ombrées.*

Il n'existe pas simplement une coïncidence entre les poux du pubis et les taches ombrées, il y a en réalité une relation de cause à effet. Les pediculi pubis sont les véritables agents producteurs des taches bleues. Cette relation a été établie par des médecins de la marine, de la façon suivante : prenant quelques poux du pubis et les transportant dans le lit d'individus malades ou en parfaite santé, ils ont ainsi provoqué l'apparition des taches.

L'observation suivante que nous devons à l'amabilité de M. le professeur Gestin, est un bel exemple de production provoquée de taches bleues.

OBSERVATION XXV.

Transport de pediculi pubis. — Apparition de taches bleues.

Piq... (Louis), 21 ans, matelot de 3e classe, entré pour rhumatisme articulaire subaigu le 22 mars.

Le 24. En prenant sa température, on lui introduit sous l'aisselle et sans l'en prévenir, quelques pediculi.

Le 25. Ces insectes se sont déjà multipliés et ont gagné le pubis.

Le même jour, on constate des taches ardoisées à la partie interne et supérieure des cuisses; quelques-unes à l'hypogastre et sur l'hypochondre gauche, une à l'épigastre.

Le 26. Mêmes taches que ci-dessus et, de plus, taches nouvelles sur les lombes et sur les fesses.

Du 27 au 31. Même état des taches.

2 avril. On détruit les parasites; les taches pâlissent, et au bout de trois à quatre jours elles ont disparu.

Nous trouvons d'ailleurs, dans le mémoire de M. Moursou, une observation d'un autre genre, mais non moins probante : M. le Dr Coquiard, également médecin de la marine, fit, un jour, cette expérience : trouvant un pou du pubis sur le ventre d'un malade, ce médecin l'entoura d'un cercle de nitrate d'argent. Vingt-quatre heures après, le pou avait disparu, mais laissait comme trace de son passage une ma-

gnifique tache ombrée. M. Duguet répéta cette expérience. Ayant trouvé un phthirius inguinalis, qui lui
parut arrêté dans sa promenade et fixé à la peau, il
l'entoura également d'un cercle de nitrate d'argent,
grand comme une pièce de cinq francs en argent. Le
lendemain, l'animal avait disparu, mais il existait au
centre du cercle de nitrate d'argent deux taches
bleues côte à côte, larges de 0,005 à 0,006 millimètres
et qui mirent 7 à 8 jours à disparaître.

On a d'ailleurs pu saisir des poux du pubis en flagrant délit d'insertion. M. Duguet a plusieurs fois
observé des pediculi adhérents à la peau et placés juste
au centre des taches bleues. Nous avons pu nous-
même observer un cas analogue et nous l'avons consigné dans l'observation IV.

La présence de points rouges au milieu des taches
a été considérée par certains médecins comme l'indice
des morsures de poux du pubis.

M. Vidal nous a assuré les avoir constatés plusieurs
fois et M. Moursou les a fait apparaître, rien qu'en
frottant les taches avec un peu d'alcool.

Si, malgré toutes ces preuves, il restait encore des
doutes dans certains esprits, l'ingénieuse découverte
de M. Duguet devait à tout jamais les faire disparaître.

Dans sa communication sur les taches bleues, cet
observateur nous raconte qu'après avoir eu connaissance du mémoire de M. Moursou et s'être entière-
ment rallié à son opinion, il eut l'idée, pensant que
la coloration bleue des taches était due à une sub-

stance contenue dans le corps du phthirius inguinalis et déposé par cet insecte dans le derme, de « tenter l'inoculation ou mieux l'insertion de cette substance, de ce venin, sous l'épiderme à la manière du vaccin ».

Dans ce but, il recueillit une vingtaine de pediculi qu'il pila, broya, et, les additionnant d'une à deux gouttes d'eau il en fit une sorte de bouillie, de purée, dont il chargea à différentes reprises une lancette à vaccin. De cette façon, il piqua en sept endroits différents, la région thoracique antérieure d'un de ses malades. Le lendemain, 24 heures après, il constatait sept taches offrant absolument tous les caractères classiques des *taches ombrées*. Un de ses externes, M. Buret, à différentes reprises, produisit sur lui-même et toujours avec succès, les mêmes phénomènes. Il obtint même des taches, six heures seulement après avoir fait les piqûres. Un autre externe, du même service, se montra complètement réfractaire.

Telles étaient les expériences si concluantes qu'avait déjà instituées M. Duguet, à l'hôpital Saint-Antoine, lorsqu'à l'occasion de notre thèse, il voulut bien, en nous y faisant prendre part, recommencer une nouvelle série d'expérimentations.

Les expériences que nous allons rapporter, ont été faites à l'hôpital Lariboisière, sur des malades du service de M. Duguet. Elles consistent en des inoculations ou plutôt en des insertions, pratiquées avec la pâte obtenue par l'écrasement d'insectes, qui furent tantôt des pediculi pubis, tantôt quelques autres parasites de l'homme. Nous diviserons ces expériences en trois séries.

Dans la première, nous rangerons celles qui ont été faites avec le *phthirius inguinalis* et qui ont déterminé l'apparition de *taches bleues*.

La seconde comprendra les expériences où l'on s'est servi de plusieurs *autres insectes* parasites de l'homme.

Enfin nous rapporterons en troisième lieu celles qui furent tentées sur la localisation du *pouvoir colorant*, dans le pou du pubis.

Pour pratiquer ces inoculations, il suffit de charger la pointe d'une lancette à vaccin de la substance à inoculer, puis de piquer la peau en laissant cette substance dans la petite plaie ainsi produite.

PREMIÈRE SÉRIE D'EXPÉRIENCES.

Inoculations ou insertions faites avec des pediculi pubis. Production artificielle de taches bleues.

EXPÉRIENCE I. — H..., 26 ans, garde-frein (Voir obs. IV).

Le 3 avril 1882, à la visite du matin, M. Duguet lui fit, en pénétrant légèrement dans le derme, six piqûres à la région épigastrique. Il se servit pour cela d'une lancette à vaccin qu'il chargea de la pâte obtenue avec une vingtaine de poux du pubis, écrasés et additionnés d'une à deux gouttes d'eau. Quelques instants après, il se produisit à chaque piqûre de véritables plaques d'urticaire, en forme d'élevures blanches et à bourrelets saillants.

Tout autour de ces plaques existait une zone rouge. Le malade n'accusa ni douleur ni démangeaison. Comme contre-épreuve on fit à la peau de la même région, une piqûre avec la lancette bien essuyée et seulement humectée d'eau. Une simple rougeur apparut tout autour.

Le soir vers 4 heures, nous constatâmes que l'urticaire avait disparu, mais que la rougeur persistait encore autour des inoculations. Le lendemain matin, deux *taches bleues* parfaitement caractérisées étaient apparues et mesuraient près de 1 centim. de diamètre. Les autres piqûres commençaient seulement à se teinter.

Le 4. Deux nouvelles piqûres sont pratiquées au même malade et au-dessus des premières, chacune avec un phthirius inguinalis simplement enfoncé dans la peau.

Le 5. Il existe non seulement des taches bleues autour de toutes les piqûres précédemment faites, mais encore autour de celles qui furent pratiquées la veille. Les taches sont alors au nombre de huit, circulaires, toutes parfaitement marquées et ne s'effaçant pas à la pression du doigt; quelques-unes déprimées. Rien ne s'était produit à la piqûre de contre-épreuve. La coloration bleue se prononce de plus en plus pendant quelques jours; elles semblent s'élargir et certaines mesurent de 2 à 2 centim. 1/2 de diamètre.

Vers le 10, elles commencent seulement à pâlir et le 14, on peut encore apercevoir une légère teinte bleue, qui finit cependant par disparaître les jours suivants.

Ces taches ont donc duré près de 12 jours. Notons que depuis leur apparition, elles ont toujours été en grandissant; elles semblent avoir fait *tache d'huile* et être disparues par *diffusion de la coloration bleue.* Nous aurons occasion d'observer plusieurs fois ce phénomène intéressant.

Expérience II. — Pr..., (Nicolas), 39 ans. (Voir observation V.)

Le 5 avril 1882, on lui fit au creux épigastrique quatre piqûres, en se servant de la purée obtenue avec une quinzaine de pediculi pubis.

Comme dans les inoculations précédentes, il y eut production de plaques d'urticaire au pourtour de chaque piqûre, et rougeur circuaire de la peau. Une heure environ après, le malade accuse de légères démangeaisons.

Le lendemain matin, les trois premières piqûres présentent autour d'elles *une coloration bleue* manifeste. Cette teinte paraît atténuée par la couleur brune de la peau.

Le 7. Il existe quatre taches bleues, circulaires qui n'ont pas, il est vrai, la coloration bleue accentuée que nous avons précédemment observée, mais qui n'en sont pas moins évidentes. Comme nous l'avons déjà dit, le malade avait la peau extrêmement brune; ce qui a certainement contribué à les rendre moins apparentes. D'ailleurs les taches que portait le malade et qui provenaient des piqûres faites par les pédiculi eux-mêmes, n'étaient pas très marquées et il fallait les chercher avec beaucoup d'attention pour les trouver.

Le 10. Les taches sont pâles, effacées, mais encore évidentes.

Le 14. Une très légère teinte persiste encore sur une ou deux. Les autres ont disparu.

La durée avait donc été pour ces taches de huit à neuf jours.

L'expérience suivante est purement négative; elle montre en dehors de l'état réfractaire dont fit preuve le sujet, que la fièvre synoque ne prédispose en rien à l'apparition des taches bleues.

Expérience III. — Ce fut sur le nommé G..., 19 ans, menuisier, atteint de *fièvre synoque* que furent pratiquées le 10 avril 1882, sept piqûres sur la partie latérale gauche du thorax. — On s'était servi pour les faire d'une pâte résultant de l'écrasement de neuf pediculi pubis. La peau du malade était blanche et fine. Immédiatement après avoir pratiqué ces insertions, il se manifesta une *urticaire considérable* à sens transversal. Les plaques entourant chaque piqûre finirent par se rejoindre. On aurait pu croire que des injections de liquide eussent été faites sous la peau, tellement la saillie qu'elle présentait à chaque insertion était considérable. Le malade n'accusa aucune démangeaison et, chose curieuse, il se trouva soulagé d'une douleur qu'il ressentait de ce côté. L'imagination était sans doute pour beaucoup dans cette appréciation. On fit alors la contre-épreuve avec la lancette humectée d'eau. Bien qu'on eût parfaitement essuyé la pointe de l'instrument, il se produisit également à cette piqûre une plaque d'urticaire, mais beaucoup moins considérable que les autres. La peau du malade était évidemment d'une susceptibilité très grande. Une heure après, toutes les plaques d'urticaire ont presque disparu, il ne reste plus que de la rougeur. Le lendemain, aucune coloration n'existe ni les jours suivants.

Il a donc été impossible de produire chez ce malade atteint de *fièvre synoque* les taches bleues que les auteurs observaient si souvent dans cette affection.

Expérience IV. — R..., (Victorine), 23 ans, couturière, atteinte de blennorrhagie, présentant dans les poils du pubis des œufs et des pédiculi, peau blanche et fine. Aucune tache bleue visible sur son corps ; on remarque seulement au-dessus de la région inguinale droite, sur le ventre, des vergetures, qui par leur coloration bleuâ· tre peuvent être prises un moment pour des taches ombrées, mais qui s'en distinguent facilement par le plissement épidermique dont elles sont recouvertes. Avec la purée obtenue d'une dizaine de pédiculi recueillis sur la malade elle-même, on fit le 12 mai 1882 cinq piqûres dans la région de l'hypochondre gauche. L'urticaire se produisit comme d'ordinaire. Aucune démangeaison ne fut accusée et le lendemain, nous pûmes constater la présence d'une *coloration bleuâtre* autour de chaque insertion.

19 mai. Les taches bleues étaient presque toutes disparues.

Cette expérience est intéressante parce qu'elle montre qu'on a produit artificiellement des taches bleues sur une malade, qui ayant des pediculi n'avait aucune tache apparente. Doit-on conclure qu'elle n'en aurait jamais eu ? Il est plus simple de penser comme M. Moursou, qu'elle n'avait pas encore atteint le nombre de jours nécessaires à l'apparition des taches.

Expérience V. — Les..., (Louis), 17 ans, couvreur en zinc, rhumatisme articulaire compliqué d'iritis.

Cheveux chatains, peau blanche et fine.

Le 28 avril 1882, trois piqûres lui sont faites, sur la peau du front, au dessus des sourcils. Les pediculi qui servirent en cette circonstance, étaient morts au moment de l'opération. Piqûre de contre-épreuve pratiquée avec de l'eau, à la même région. Au devant de la poitrine, on fit une inoculation en se servant de purée de pediculi. Un peu d'urticaire apparut à chaque piqûre.

Le lendemain matin, il existe au front une *tache bleue* très nette, parfaitement caractérisée avec la dépression ordinaire. Une tache est également visible à la poitrine.

Le 30. Deux autres taches bleues sont nettement marquées à la région du front.

Ces inoculations pratiquées à la région frontale prouvent qu'il ne doit pas être impossible de rencontrer des taches ombrées au visage, bien que les auteurs soient tous d'accord pour signaler leur absence sur cette partie du corps.

Expérience VI. — A...., (Martin). (Voir observation XIII.)

Le 4 juin 1882, nous fîmes avec la lancette deux piqûres, à la région épigastrique. Nous ne nous servîmes en cette circonstance que d'un seul phthirius pour chaque inoculation. L'un des pédiculi était adulte, l'autre était un jeune pou. Nous les enfonçâmes dans la peau, en les écrasant avec la lancette.

Le lendemain, il existait *deux taches bleues*, dont l'une plus petite, moins marquée que l'autre, était due au plus jeune phthirius. Ces taches durèrent très longtemps. Dans les autres inoculations qui furent pratiquées plus tard, sur ce même sujet (expérience II, 3e série) la durée des taches produites artificiellement dépassa seize jours. Apparues le 7 juin, elles étaient encore parfaitement visibles le 23 du même mois,

Dans l'expérience suivante, des inoculations furent

pratiquées avec la pâte résultant du broiement d'*œufs de pediculi pubis.*

EXPÉRIENCE. VII. — H..., (Cornelle), 43 ans, journalier, courbature, salle Saint-Vincent.

Après avoir recueilli une certaine quantité d'œufs et les avoir broyés pour en former une espèce de magma, on lui fit le 24 mai 1882, à la région épigastrique, quatre piqûres avec la pointe d'une lancette chargée de cette substance. Apparition d'urticaire, pas de démangeaisons.

Le même jour, on lui fit à la même région, une autre piqûre, en se servant alors de la purée obtenue avec des pédiculi.

Le lendemain, apparition d'une *tache bleue* à cette dernière piqûre, mais pas de coloration apparente aux insertions pratiquées avec les œufs. Même résultat les jours suivants.

DEUXIÈME SÉRIE D'EXPÉRIENCES.

Inoculations pratiquées avec quelques autres parasites de l'homme.

Après toutes ces inoculations pratiquées avec des pédiculi pubis, on pourrait se demander si certains autres insectes vivant en parasites sur l'homme ne prodüiraient point un phénomène analogue à la coloration bleue. Il était au moins intéressant de rechercher si, introduit dans le derme, on obtiendrait les mêmes modifications que déterminent spontanément leurs morsures ou leurs piqûres. Déjà, on avait inoculé des sarcoptes et l'on avait provoqué l'apparition d'une vésicule analogue à celle de la gale. Procédant par analogie, M. Duguet fit successivement des insertions avec des pediculi corporis, capitis, avec des punaises, des puces et enfin des cousins.

Nous allons rapporter ces inoculations pour lesquelles on procéda absolument comme avec les pediculi pubis.

EXPÉRIENCE I. — Poux de corps (pediculi corporis, vestimenti).

L... (Sylvain), 24 ans, maçon, atteint de rhumatisme articulaire. Peau fine et blanche.

Le 8 mai 1882, on lui fit avec ces insectes cinq piqûres sur le moignon de l'épaule droite.

La pâte dont on se servit avait été obtenue avec une quinzaine de pediculi corporis, dont quelques-uns étaient morts. Comme avec les pediculi pubis, il se produisit immédiatement des plaques d'urticaire ; une piqûre de contre-épreuve avec de l'eau simple détermina également une légère élevure blanche.

Le malade accusa quelques démangeaisons.

Le lendemain, une légère rougeur existait autour de chaque inoculation ; mais aucune coloration spéciale ne put être observée.

Les jours suivants, l'irritation disparut et la peau reprit son état normal.

EXPÉRIENCE II. — Poux de tête (pediculi capitis).

Le 13 avril 1882, quatre piqûres sont pratiquées à un premier malade sur la région latérale gauche du thorax, et deux autres à deux autres malades, à la région épigastrique. On se servit pour ces insertions d'une dizaine de poux de tête, et on opéra comme pour les pediculi pubis.

On fit à tous une piqûre de contre-épreuve avec de l'eau simple. Il apparut de l'urticaire à toutes les inoculations, mais beaucoup moins prononcée aux piqûres de contre-épreuve.

Le premier jour, pas de démangeaison.

Le second, 14 avril, le premier malade se plaignit de très fortes démangeaisons et il existait à chaque piqûre des papules assez prononcées. Ces papules persistèrent encore pendant quelques jours et tout rentra dans l'ordre.

Les deux autres malades n'eurent jamais ni papules, ni démangeaisons.

Expérience III. — Punaises des lits.

Les inoculations, faites avec ces insectes, ne produisirent aucun phénomène digne d'être mentionné. Il se manifesta seulement un peu d'urticaire et de rougeur, qui disparurent en quelques heures.

M. Duguet ayant remarqué qu'il existe autour des piqûres de puces, une aréole rosée, se demanda s'il fallait y voir, comme certains auteurs l'ont prétendu, une ecchymose. Il était d'autant moins partisan de cette idée, que, selon lui, cette coloration ne subit pas les transformations ecchymotiques. N'était-il pas plus juste d'en faire une *tache rose* qui serait à la puce ce que la *tache bleue* est au phthirius et qui serait due, comme cette dernière à l'inoculation d'un venin.

L'expérience confirma cette idée, on obtint par l'inoculation, la même coloration rougeâtre que l'on observe après la piqûre de l'insecte.

Expérience IV. — Puces (pulex irritans).

1° J... (Pierre), 35 ans, carrossier, entré pour bronchite et eczéma, salle Saint-Vincent.

Cheveux châtains, peau blanche.

Le 2 juin 1882, on lui fit, à la région épigastrique, trois insertions avec le magma provenant de l'écrasement d'une seule puce. Un peu d'urticaire se manifesta, mais pas de démangeaison.

Le lendemain, 3 juin, il existe autour de chaque piqûre, une *aréole rose*, allongée transversalement et mesurant près de 0,01 centimètre.

Aucune tache analogue ne se voit autour de la piqûre faite avec la lancette humectée d'eau.

Le 4. Les taches sont encore visibles.

Le 5. Tout a disparu.

2° Ot..., Martin (voir observation XIII).

Le 5 juin, quatre piqûres lui son faites avec la bouillie obtenue par l'écrasement d'une dizaine de puces. Pas de démangeaisons.

Le 6, apparaît une très légère *aréole rosée* à chaque piqûre.

Le 7, l'aréole rosée, persiste encore, surtout autour de deux inoculations. Ces taches ne mesurent pas plus de 4 à 5 millimètres et s'effacent légèrement sous la pression du doigt.

Le 8, tout est effacé.

Pour M. Duguet, ces taches paraissent identiques à celles que produit l'insecte lui-même. Elles ne sont pas de nature ecchymotique, car elles ne passent pas non plus par les nuances successives de l'ecchymose et seraient dues à l'introduction d'un liquide, sécrété par l'insecte. Il en est de même pour la piqûre du cousin. Par l'inoculation, on peut obtenir une *élevure rosée*, analogue à celle que produit l'animal.

EXPÉRIENCE V. — Cousin commun (culex pipiens).

Au... (Pierre), 19 ans, charpentier, rhumatisme blennorrhagique. Peau blanche et fine.

Le 9 juin 1882, on lui pratiqua, à la région épigastrique, deux piqûres. On se servit de la bouillie obtenue par l'écrasement d'un seul cousin. Avec de l'eau simple, on fit une piqûre de contre-épreuve.

Le lendemain, on aperçoit une *élevure érythémateuse* très marquée à chaque insertion et qui est tout à fait semblable à celle que produit le cousin lui-même.

Rien n'était apparu à la piqûre de contre-épreuve.

Le 12, l'élevure persiste encore.

Le malade n'a jamais accusé de démangeaison.

TROISIÈME SÉRIE D'EXPÉRIENCES.

**La partie du phthirius inguinalis, qui donne la coloration bleue, es
exclusivement celle qui renferme les glandes salivaires.**

D'après toutes les expériences qui précèdent, il
résulte que c'est bien au phthirius inguinalis que
doit être rapporté le principe de la coloration bleue.
Une question se pose tout naturellement : quelle est la
partie de l'insecte qui détermine cette coloration ?
M. Duguet avait déjà fait plusieurs tentatives à ce
sujet. Il avait pratiqué des inoculations avec la tête
coupée et broyée, puis ensuite avec le corps privé de
la tête. La coloration bleue s'était toujours manifestée
avec le corps de l'insecte, mais jamais avec la tête.
Sur l'avis que lui donna M. le professeur Laboulbène,
la tête fut non coupée, mais *arrachée*, afin d'entraîner
les glandes salivaires. D'après ce savant professeur,
ces organes devaient se trouver dans le corps même
de l'animal, et il était possible qu'elles fussent le siége
du pouvoir de la coloration bleue.

Les inoculations qui furent pratiquées en suivant
cette méthode, ne donnèrent tout d'abord que des
résultats négatifs. Jamais on ne put déterminer l'apparition de taches bleues avec la tête enlevée même
par arrachement, toujours au contraire, elles se
montrèrent après les insertions faites avec le corps de
l'insecte privé de la tête.

La question en était là et ce point restait obscur,
lorsque, à l'occasion de notre travail, M. Duguet refit

sur nous-mêmes de nouvelles recherches, le 12 mai 1882.

Expérience I.

1° Prenant un phthirius inguinalis, il en sépara par arrachement la tête, qui parut complètement isolée et n'avoir entraîné à la suite rien de plus ; puis il nous inséra, à la partie antérieure de l'avant-bras, d'abord cette extrémité céphalique et plus bas le corps même de l'insecte.

La tête ne donna aucun résultat.

Le *corps* produisit une *tache bleue*.

2° Prenant un second phthirius, M. Duguet en sépara également par arrachement l'extrémité céphalique ; mais dans cette circonstance, la tête entraîna manifestement à sa suite quelque chose de plus.

Comme précédemment, il nous inocula successivement et séparément, d'abord le fragment antérieur ; puis ensuite, et plus bas, le fragment postérieur.

La *tête* produisit alors une *tache bleue*.

Le corps ne donna aucun résultat.

De cette expérience, M. Duguet put alors conclure que, lorsqu'on sépare par arrachement un phthirius inguinalis en deux parties, on entraîne le pouvoir colorant, tantôt avec l'une, tantôt avec l'autre partie. Nous voyons en effet que, dans le premier cas, le pouvoir colorant resta avec le corps de l'animal, puisque la tête ne produisit rien, et que, dans le second, il a été entraîné avec la tête, puisque le corps ne donna, à son tour, aucun résultat.

Dans la même séance, des inoculations semblables furent pratiquées à M. Bellier, externe du service, la coloration bleue n'apparut chez ce dernier, ni après l'insertion de la tête, ni après celle du corps. Le seul phénomène qui se produisit, ce furent des démangeaisons insupportables, qui durèrent pendant une huitaine de jours. Quant à nous, nous n'éprouvâmes que de très légers picotements, qui ne tardèrent pas à disparaître.

Restait maintenant à connaître les organes que l'arrachement de la tête pût entraîner.

N'ayant pas trouvé, parmi les ouvrages français, une description suffisante de l'anatomie du phthirius inguinalis, nous fîmes des recherches parmi les auteurs étrangers, et, grâce aux indications bibliographiques qui nous furent transmises par MM. Mégnin et Künckel, membres de la Société de Biologie, nous trouvâmes un auteur qui satisfit complètement notre curiosité.

Dans la *Revue des connaissances zoologiques de Siebold et Kœlliker*, existe un article de Landois (1), qui donne du phthirius inguinalis, une description anatomique très détaillée. Nous apprîmes alors qu'il existe chez cet insecte, *deux paires de glandes salivaires, situées dans la partie supérieure de l'espace thoracique, près de l'estomac,* (Beide paar Speicheldrüsen liegen im oberen theile des brustraumes hart am magenkörper, Landois, p. 10). L'une de ces paires de glandes est en forme de haricot; l'autre, en forme de fer à cheval. « Leurs canaux excréteurs, dit cet auteur, se dirigent en haut sur les côtés de l'œsophage, à travers le cou de l'animal et s'ouvrent dans la cavité buccale. »

(1) L. Landois. Untersuchungen über die auf dem Menschen Schmarotzenden pediculinen. — Erste abhandlung : anatomie des phthirius inguinalis. (Zeitsch. für Zool., von C.-Th. Siebold und A. Kölliker, t. XIV, p. 1-26, 1864.)

D'après cette description, il est probable que ce sont les glandes salivaires qu'on peut arracher avec la tête et que c'est en elles, comme l'avait supposé M. le professeur Laboulbène, que siège réellement le pouvoir de la coloration bleue.

Du reste, les expériences suivantes nous permettront d'arriver à une plus grande certitude.

Sachant maintenant qu'il existe des glandes salivaires dans la partie supérieure de l'espace thoracique, nous nous sommes demandé si, en divisant un phthirius inguinalis en plusieurs segments, nous ne parviendrions pas à localiser, dans le segment correspondant à cet espace, le pouvoir colorant.

Expérience II. — Le 6 juin 1882, nous procédâmes de la façon suivante, chez le malade de l'observation XIII :

1° Sur un premier phthirius inguinalis, avec le tranchant d'une lancette, nous fîmes porter une section transversale juste en arrière de la troisième paires de pattes. Les deux segments ainsi obtenus furent inoculés séparément l'un au-dessus de l'autre.

Le *segment antérieur* ou céphalique produisit une *tache bleue*.

Le segment postérieur ou abdominal ne donna aucun résultat.

2° Sur un second phthirius, nous fîmes porter une section transversale, entre la deuxième paire et la troisième paire de pattes. Nous obtînmes ainsi un segment antérieur un peu plus petit que le précédent et un segment postérieur un peu plus grand. Nous les inoculâmes séparément.

Comme précédemment, le *segment antérieur* produisit une *tache bleue* et le segment postérieur n'eut aucun résultat.

3° Sur un troisième phthirius, nous fîmes porter deux sections transversales; l'une immédiatement en arrière de la tête et de la première paire de pattes; l'autre, au niveau de la troisième paire. Nous eûmes alors trois segments. Le segment antérieur comprenait seulement la tête et la première paire de pattes; le segment moyen correspondait à la deuxième paire et à la partie supérieure et antérieure du thorax, et le troisième segment contenait tout le reste du corps de l'insecte.

Nous pratiquâmes alors trois inoculations séparées, à côté des précédentes, avec chacun de ces segments. Nous eûmes soin de placer le segment antérieur juste au-dessus du segment moyen et ce dernier au-dessus du postérieur.

De ces trois segments, le *segment moyen seul* produisit une *tache bleue*.

En résumé, nous eûmes le lendemain de nos inoculations, à la visite du matin, *trois taches bleues parfaitement caractérisées*. Deux avaient été obtenues avec les segments antérieurs des deux premiers pédiculi pubis et une troisième avec le *segment moyen* du dernier phthirius.

Cette expérience est donc très nette et très concluante. Avec le premier phthirius, nous savons que le pouvoir colorant siége dans la partie du corps qui comprend les trois paires de pattes, c'est-à-dire dans le thorax; avec le second, nous précisons davantage puisque nous diminuons l'espace thoracique, par une section qui enlève la portion du thorax correspondant à la troisième paire de pattes et enfin, avec le troisième, nous localisons exactement le pouvoir de la coloration bleue, entre la première paire de pattes et la dernière, exclusivement dans l'espace thoracique indiqué par Landois, et qui correspond *à la zone de la deuxième paire de pattes*.

En tenant compte, en effet, de l'échancrure que présente le thorax sur la ligne médiane et où se trouve logée la tête du phthirius, on voit que la partie supérieure de l'espace thoracique indiqué par cet auteur, se trouve en réalité au niveau de la seconde paire de pattes.

D'ailleurs, l'expérience suivante concorde encore avec ces données anatomiques :

Expérience III, — Comme l'arrachement complet de la tête du phthirius est assez difficile à obtenir, nous avons pressé le corps de l'insecte au niveau de la portion antérieure et supérieure de l'espace thoracique; puis, exerçant alors de légères tractions sur la tête, nous pûmes facilement obtenir un arrachement complet de cette extrémité, et entraîner ainsi quelque chose à sa suite.

Ayant procédé de cette façon sur deux phthirius, nous inoculâmes d'abord séparément les produits de chaque arrachement, puis au-dessous, les deux corps des pediculi privés de leur tête.

Le lendemain, nous obtenions deux superbes taches avec les têtes arrachées de cette manière. Les inoculatious de corps ne donnèrent aucun résultat.

Si donc, comme l'affirme le naturaliste Landois, il existe des glandes salivaires à la partie antérieure et supérieure du thorax, nous sommes autorisé à conclure qu'elles doivent être, selon toute probabilité, l'origine de la coloration bleue. D'autres pourront peut-être préciser davantage en se servant du microscope. On pourrait sans doute, en utilisant ce mode d'investigation, isoler les glandes salivaires et les inoculer complètement seules ; mais, à notre vif regret, nous n'avons pas été à même de continuer plus loin ces recherches.

III. *Conditions d'apparition et de développement des taches bleues.*

Pour qu'il y ait apparition de taches bleues, plusieurs conditions sont nécessaires. Il faut d'abord, et cela va sans dire, qu'il y ait infection pédiculaire.

Sans entrer dans le détail et la description des moyens d'infection, nous dirons qu'ils sont très multipliés et peuvent être souvent fort honnêtes. Les rapports sexuels ne sont pas indispensables. La simple cohabitation, le séjour souvent peu prolongé en des lieux malpropres et préalablement infectés, suffisent pour que le médecin n'ait pas lieu de s'étonner de voir des taches et par suite des poux pubiens chez des personnes « du meilleur monde » et habituées aux soins les plus raffinés de la toilette. « Il suffira, comme le dit M. Moursou, d'admettre une infection accidentelle par un ou plusieurs de ces parasites, égarés sur un fauteuil ou un autre objet servant à l'usage journalier de personnes différentes. De cette façon, ajoute ce médecin, on pourra s'expliquer la présence de taches, chez des jeunes filles pures, de bonne famille, chez qui l'on ne peut supposer une infection parasitaire par contact. » C'est pour n'avoir pas tenu un assez grand compte de ces détails, que, certains médecins se sont refusés à reconnaître aux taches ombrées une origine parasitaire ; d'autres, pour tout concilier et tout expliquer, ont trouvé beaucoup plus simple de distinguer deux sortes de taches.

Gubler (1), à qui M. Moursou fit part de son travail, voulut bien admettre qu'il y avait des taches bleues, dues aux pédiculi pubis, mais il resta néanmoins convaicu qu'il en existait d'autres, de cause dyscrasique et dystrophique.

Si les modes d'infection sont faciles et nombreux, il faut néanmoins, qu'en dehors de toute immunité personnelle, une certaine condition soit remplie. Pour que les pédiculi séjournent sur le corps pendant quelque temps, le système pileux doit être suffisamment développé. Il est reconnu en effet que les poux du pubis vivent et se multiplient surtout dans les endroits garnis de poils. Nous en avons une preuve chez les impubères où il est exceptionnel de constater la présence des pediculi pubis. Aussi l'apparition des taches ombrées y est-elle extrêmement rare.

Parmi les auteurs, qui ont mentionné ces taches chez les enfants, nous ne trouvons que MM. Picot et d'Espine, qui ont soin de dire qu'elles y sont « exceptionnelles ». Quant à nous, malgré toutes nos recherches, il nous a été impossible d'en trouver une seule observation authentique. Serait-il possible cependant d'expliquer la présence de pediculi pubis et par suite l'apparition de taches ombrées, chez les enfants? Sans doute; car, comme le dit M. Kéromnès (2), dans sa thèse inaugurale, « on peut toujours admettre un ins-

(1) Lettre adressée à M. Moursou. Annales de dermatologie et de syphiliographie, t. IX, p. 220, 1877-78.

(2) A. Kéromnès. Etude descriptive et diagnostique de quelques éruptions dans le cours de la fièvre typhoïde. Thèse de Paris, p. 22, 1881.

tant que ces enfants aient partagé le lit de grandes personnes infectées et qu'un pediculus pubis se soit égaré et ne séjourne sur le corps des petits malades que jusqu'au moment où il pourra changer de domicile ». Néanmoins il sera très rare, et il est très rare en effet, de trouver la coïncidence des taches et des poux, chez des impubères.

Nous allons maintenant étudier les conditions spéciales que doivent remplir l'homme et les pediculi eux-mêmes.

Disons tout d'abord que les taches ombrées s'observent aussi bien chez l'homme que chez la femme, bien qu'en général, on les remarque plus souvent chez l'homme. Avant tout, il faut un terrain propice ; il ne faut pas être réfractaire. Certains sujets présentent à cet égard une immunité personnelle, comparable à celle qu'ont certaines personnes pour les piqûres de puces ou de punaises. Plusieurs fois, nous avons trouvé des sujets, porteurs de nombreux pediculi pubis n'ayant pas la plus petite tache. Du reste, en étudiant la production artificielle des taches bleues, il nous a été possible de constater assez souvent cet état réfractaire. N'avons-nous pas vu en effet, que des inoculations de phthirius inguinalis produisaient des taches ombrées chez certains individus, tandis que, chez d'autres, elles ne déterminaient que des phénomènes d'irritation?

Une seconde condition est la blancheur et la finesse de la peau. Les parties du corps où les téguments sont épais et de couleur foncée, sont défavorables. Suivant

M. Moursou, « les individus qui, durant toute une saison se privent de bains de propreté ou encore les travailleurs, qui, par la nature de leur travaux sont exposés à avoir leur corps recouvert d'un enduit malpropre, portent fort peu de taches ». On les voit, en effet, siéger de préférence dans les endroits où la peau est blanche, où elle atteint la plus grande finesse, comme aux plis articulaires. Elles se rencontrent aussi beaucoup plus souvent chez les individus qui remplissent ces conditions au plus haut degré, par exemple, chez les rhumatisants, qui ordinairement ont la peau très fine et très blanche.

La présence et surtout l'abondance des poils dans un point donné du corps semblent être un obstacle à leur apparition, M. Moursou, qui a si bien étudié cette question, a montré pourquoi elles rayonnent toujours autour des tourbillons de l'aisselle, de l'aine et autour des zones de poils de la poitrine et de l'abdomen. Leur place seule en effet peut indiquer l'endroit précis où siégent les pediculi. Dans tous les cas, nous trouverons les taches bleues sur les parties du corps où la peau est glabre.

Certains médecins prétendent qu'un état de maladie fébrile favorise la production des taches ombrées. La peau serait alors dans des conditions propices à leur apparition. Nous ne le croyons pas, nous avons déjà dit plus haut pour quelle raison elles étaient observées plus fréquemment chez les fébricitants que chez les apyrétiques. Nous serions même porté à croire qu'un état fébrile grave, avec hyperthermie, est contraire au séjour des pédiculi pubis et par conséquent à la production des taches. Ce qui nous fait parler ainsi ; c'est que, plusieurs fois et nous l'avons consigné dans nos observations, il nous a été donné de voir les pediculi, dans des cas semblables, quitter les parties centrales du malade, celles où se conserve le mieux la chaleur, pour se réfugier vers les extrémités et la périphérie ou même abandonner complètement le malade. A ce propos, nous avons rapproché ce fait d'un autre non moins curieux; nous avons cité le cas d'un animal, d'un chien par exemple, qui, porteur de puces ou de poux, est abandonné de ces insectes dès que la mort survient.

Du reste, les observations de taches bleues chez des apyrétiques sont très nombreuses ; nous en avons nous-mêmes rapporté plusieurs et il n'y a qu'à lire pour plus de certitude, celles qu'à prises M. Moursou, sur des hommes détenus à la prison maritime du port de Toulon. M. Duguet, pendant son internat à l'hôpital du Midi, à Saint-Louis et à Saint-Antoine les avait déjà observées chez des sujets atteints surtout de gale, de syphilis, de chancres mous ou de blennorrhagies. De 1867 a 1875, alors qu'il était médecin d'une société de jeunes gens, employés de commerce, il les a rencontrées, dit-il, surtout dans les maladies qui « étaient le plus habituellement le résultat de rencontres..... malheureuses ».

Quelles sont maintenant les conditions que doivent remplir les pediculi pubis pour produire des taches bleues ? Faut-il qu'ils soient nombreux ? Non : quelques-uns seulement peuvent en faire naître une très grande quantité. Nous avons souvent observé ce fait. Un très petit nombre suffit et c'est ce qui explique la difficulté qu'on éprouve quelquefois à les trouver. Une condition est alors nécessaire; les pediculi pubis doivent être *adultes*; M. Moursou, qui a beaucoup approfondi cette question affirme que le nombre des taches bleues est en raison directe du nombre des *poux adultes*.

Il faut donc qu'un certain temps s'écoule avant que les taches apparaissent, c'est-à-dire avant que les poux arrivent à l'âge adulte. Cela explique comment des individus infectés ne présentent des taches qu'au bout d'un certain temps. M. Moursou a constaté que chez les hommes qui entraient à la prison maritime du port de Toulon, les taches ombrées ne se montraient qu'après 12 jours au minimum et 45 jours au maximum; il fallait 20 jours de détention, c'est-à-dire d'infection, avant que les taches n'apparussent. Nous avons, du reste, une explication de cette particularité. Sachant que les taches semblent produites par les poux adultes, nous pouvons nous demander quel est le temps nécessaire à l'évolution d'un pou.

Or, d'après Littré, les œufs n'éclosent qu'au bout de 5 à 6 jours et les petits n'arrivent à leur complet développement, c'est-à-dire à l'âge adulte, qu'après une période de 8 à 10 jours, Faisant l'addition, nous trouvons en effet qu'une période de 12 à 15 jours, période minima observée par M. Moursou, est nécessaire. Nous voyons donc, qu'on doit tenir compte de ce laps de temps, lorsque, en présence d'un malade porteur de pediculi pubis, il est impossible de trouver des taches.

Il ne faudrait pas en induire que, n'en ayant pas maintenant il n'en aura pas plus tard.

CHAPITRE III

CARACTÈRES CLINIQUES ET NATURE

DES

TACHES BLEUES

Comme leur nom l'indique, les *taches bleues* présentent une coloration bleuâtre évidente. Cependant tous les cliniciens ne les ont pas appelées de la même façon. Les uns leur ont donné les noms de *taches ombrées, taches ardoisées, taches cendrées*; d'autres, ceux de *taches d'encre, taches violettes, taches de vin, taches livides* (Forget). Bien que toutes ces dénominations donnent sans doute l'idée d'une coloration bleuâtre, elles indiquent néanmoins des nuances, des teintes particulières, qui en réalité existent. Ces nuances varient chez les sujets, suivant la finesse et la blancheur des téguments, l'ancienneté de la tache qui, en vieillissant, pâlit et s'efface, suivant même la position de l'observateur et l'éclairage plus ou moins grand du lieu où il se trouve.

La *forme* des taches bleues est très variable. Tantôt elles sont petites, arrondies, unguiformes, mesurant à peine 5 millimètres de diamètre; tantôt, au contraire,

elles sont très grandes, allongées, irrégulières et mesurent alors 3, 4 et 5 centimètres. Ces différences
tiennent à la fusion de plusieurs taches entre elles
ou bien à l'âge de la tache. Nous avons en effet remarqué que, lorsqu'une tache est de date récente et
unique, elle est petite et d'un bleu prononcé ; au contraire, quand elle est vieille, sur le point de disparaître,
elle est beaucoup plus grande. Au fur et à mesure
qu'une tache bleue vieillit, elle s'élargit en tous sens,
fait *tache d'huile* et la coloration bleue, tout en persistant
cependant jusqu'à la fin, s'atténue de plus en plus. Il
semble qu'il y ait diffusion de la coloration bleue.
Nous avons souvent remarqué avec M Duguet cette évolution des taches bleues et nous l'avons signalée dans
nos observations.

Un caractère important des taches ombrées est la
dépression dont elles sont le siége. Cette dépression a
été niée et regardée comme une illusion d'optique par
certains observateurs. Il est impossible, selon nous,
de ne pas la constater, lorsqu'on veut bien se donner
la peine d'examiner une tache ombrée et se placer
dans de bonnes conditions d'observation. Nous
avouons cependant que, sur certaines, il est difficile
de s'en rendre compte.

Les taches bleues ne disparaissent pas *sous la pression du doigt* et le frottemant les fait très légèrement
rougir.

Les auteurs anciens leur assignaient une *durée* de
8 à 10 jours. Nous en avons vu durer 12 et même
16 jours ; il est vrai de dire que c'étaient des taches

bleues artificiellement produites et dont nous connaissions exactement l'époque d'apparition Cependant la durée est variable, et la moyenne de 8 à 10 jours est exacte.

Elles ne desquament pas et ne sont le siége d'aucun prurit. Nous avons au contraire signalé des démangeaisons très vives lorqu'elles n'apparaissent pas et que le sujet est infecté par les pediculi pubis.

Leur *quantité* est très variable. Tantôt au nombre d'une ou deux seulement, tantôt au contraire innombrables, couvrant tout le corps. M. Chédevergne rapporte un cas semblable ; le corps du malade en était comme marbré. Il nous a été donné d'en voir plusieurs de ce genre.

Quant aux *siéges* des taches ombrées, les auteurs anciens et modernes sont tous d'accord à ce sujet. Les observateurs les ont toujours signalées sur l'abdomen, au-dessus et au-dessous des plis inguinaux, sur les régions antéro-latérales du thorax, sous les aisselles, au devant de la poitrine près du creux axillaire, sur les bras et les avant bras, à la face interne et supérieure des cuisses, sur les membres inférieurs. Elles ont été aussi observées dans le dos, aux lombes, mais personne ne les a vues au visage, bien que leur apparition n'y soit pas impossible, comme M Duguet l'a démontré expérimentalement (expérience V. 1re série). Avec des caractères aussi tranchés, il est difficile de confondre les taches bleues avec une autre affection. Les *infiltrations sanguines*, les *taches hématiques* telles

que le purpura, les taches scorbutiques, les pétéchies,
etc., s'en distinguent aisément ; car, en se résorbant,
toutes ces taches passent par les différentes couleurs
de l'ecchymose. On ne peut guère, avec un peu d'attention, les confondre, comme paraît l'avoir fait
Murchison dans son ouvrage, avec certaines *taches
vasculaires*, produites par de petites veines superfi-
cielles.

Leur couleur et leur dépression les feront aussi
facilement reconnaître avec les *marbrures* que l'on
voit sur certains sujets et dont le siége ordinaire est
à la face interne des cuisses. Les *vergetures* ont quelquefois avec ces taches des points de ressemblance
très marqués, mais le plissement épidermique dont
elles sont recouvertes, fait éviter toute erreur.

Quant à leur *nature*, elle a préoccupé depuis très
longtemps l'esprit des observateurs. Nous espérions,
au debut de ce travail, pouvoir apporter une solution
satisfaisante ; malheureusement, malgré tout ce qui fut
tenté, nous ne pouvons encore sortir de la sphère des
hypothèses. Cependant si toutes les recherches faites n'ont pu donner une explication, elles ont du
moins servi à éliminer un certain nombre de théories.

Dès 1866, Monneret avait songé à résoudre la
question en utilisant le microscope. Au moyen d'un
vésicatoire, il avait soulevé l'épiderme à l'endroit
même où se trouvaient des taches bleues. L'examen
micrographique de cette partie de la peau ne lui
apprit absolument rien. Pour ce clinicien, les taches
bleues paraissaient résider dans le corps muqueux,

mais ne ressemblaient ni à des pétéchies, ni à des ecchymoses, elles lui semblaient plutôt dépendre d'une sécrétion pigmentaire que d'une hémorrhagie.

Suivant l'exemple de Monneret, M. Moursou voulut aussi examiuer les taches bleues au microscope. Après avoir enlevé sur des malades, avec un bistouri, de très petit lambeaux de peau, portant à la fois sur des taches ombrées et les parties saines environnantes, de façon à pouvoir comparer les deux parties, il les donna à examiner. « Ces examens, nous dit-il, n'ont rien appris ; on n'a trouvé aucun granule coloré pouvant indiquer une pigmentation ou une suffusion sanguine, aucune algue microscopique pouvant être l'indice d'une moisissure analogue à celles des sup-purations bleues, par exemple. »

M. Duguet eut occasion de pratiquer plusieurs fois un examen micrographique. Il ne trouva jamais rien de particulier, ni dans l'épiderme, ni dans le derme. A propos de notre thèse, il voulut bien charger un de ses anciens internes, M. Duplaix, d'examiner des lambeaux de peau provenant d'un malade de son ser-vice (Voy. observation I). M. Duplaix fit plus de cent coupes avec l'aide et dans le leboratoire de M. Damas-chino, et il ne trouva jamais rien d'anormal, ni dans le derme, ni dans l'épiderme.

Après toutes ces épreuves négatives, force nous est donc de chercher ailleurs une explication plus ou moins hypothétique. Tout d'abord nous éliminerons l'opinion qui rattache les taches bleues à une infil-tration sanguine, à une ecchymose. Cette théorie est celle de tous les auteurs qui, dans certaines maladies comme la fièvre typhoïde, les faisaient dépendre d'une altération du sang, et les regardaient, soit comme des extravasations sanguines, soit comme des pétéchies on une forme particulière d'éruption hémorrhagique. Râcle les considérait comme un premier degré de pétéchies, établissant le passage des éruptions de la fiévre typhoïde à celle du typhus. Castan, comme nous l'avons vu, les croyait dues à l'évolution des taches rosées.

Il est évident que si ces taches étaient de nature ecchymotique, le microscope nous en eut donné l'explication. Du reste, *a priori*, il faut rejeter cette idée ; car les taches bleues restent de la même couleur jusqu'à leur entière disparition ; elles ne passent jamais par les teintes successives de l'ecchymose, et s'il y avait congestion sanguine, il y aurait, comme M. Duguet l'a parfaitement fait observer à M. Pouchet, à la Société de biologie, un soulèvement au niveau de la tache bleue : or il y existe au contraire une dépression très nette.

D'après l'examen micrographique il faudra aussi éliminer l'opinion de Monneret, qui en fait des taches pigmentaires ; celle qui voudrait qu'elles fusent produites par un parasite de nature spécial colorant l'épiderme comme ce champignan, qui, d'après Broca, colore en bleu la suppuration des plaies traumatiques et même celle des vésicatoires ; enfin cette autre opinion qui les rapprocherait d'un vice de sécrétion des glandes sudoripares ; nous voulons parler de la *chromidrose*.

D'ailleurs, maintenant que la pathogénie des taches bleues est bien établie, il n'est pas permis de penser à ces dernières hypothèses. Celles qui auront actuellement, à notre sens, quelque raison d'être émises, sont celles qui rapporteront ces taches à certain trouble circulatoire local. — En 1864, M. Chédevergne les attribuait non à une infiltration sanguine, mais à un arrêt de circulation dans les capillaires. Elles n'étaient, pour cet auteur, que des phénomènes congestifs locaux. Murchison, les ayant vu suivre le cours de petites veines sous-cutanées, les croyait dues à une simple stase du sang dans ces veines.

M. Smester, dans sa thèse inaugurale, en fait aussi un arrêt de la circulation dans une région limitée de la peau, et place ce trouble circulatoire sous la dépendance du grand symphatique. — Toutes ces idées furent émises avant que l'on ne connût le véritable mécanisme de production des taches bleues. — Aujourd'hui que l'on sait qu'elles sont dues à l'introduction d'un principe particulier dans la peau, peut-être à un venin ne laissant aucune trace, il faut se demander comment agit ce principe, ce venin.

Selon M. Duguet, il agirait en produisant quelque trouble circulatoire local et passager. Il aurait alors sur le derme et les capillaires qui le parcourent une vertu stupéfiante, d'où apparition de la coloration bleue et dépression de la tache. « Il n'y aurait alors, dit cet observateur, aucune modification persistante du derme, pas plus qu'on en trouve chez le caméléon, qui, dit-on, change de couleur à volonté et traduit de la sorte ses sentiments; pas plus qu'il en n'existe chez l'homme dans les cas d'asphyxie locale des extrémitées. »

A la Société de biologie, séance du 17 avril 1880, M. Pouchet émit cette idée, qui n'est encore qu'une hypothèse, qu'on pouvait expliquer la coloration bleue par la stase locale du sang désoxygéné dans les capillaires et la dépression des taches, par la contraction des fibres de la peau.

Dans son mémoire, M. Moursou, croyant à la présence d'un principe colorant, avait cherché à savoir si les agents décolorants n'auraient pas une action sur les taches. Il rapporte deux observations d'un médecin de marine, qui put avec de l'hypochlorite de soude les faire disparaître en 48 heures. — Malheureusement ce médecin ne nous dit pas à quelle date étaient arrivées les taches bleues et si elles n'étaient pas sur leur déclin. — M. Moursou, employa également l'acide sulfureux, les lavages avec l'alcool, mais n'obtint jamais de résultat bien certain.

En résumé, la nature intime des taches bleues nous est inconnue. Nous ne pouvons attribuer leur coloration, comme le pense M. Duguet, qu'à une modification du derme et des capillaires sous l'action d'un liquide particulier sécrété par le phthirius inguinalis.

CONCLUSIONS

Ayant apporté dans ce travail, des preuves nouvelles à l'appui des idées qu'ont émises et soutenues M. Moursou en 1878 et M. Duguet en 1880, nous arrivons à peu près aux mêmes conclusions que ces deux observateurs.

Nous dirons donc :

1° Que les *taches bleues* ne doivent plus être regardées comme spéciales ni à la dothiénentérie, ni à la fièvre synoque ;

2° Qu'elles sont toujours dues à la présence et à l'action du *phthirius inguinalis*. Les recherches cliniques et expérimentales le démontrent surabondamment ;

3° Qu'on les observe aussi bien chez l'homme sain que chez l'homme malade, ce dernier ayant ou n'ayant pas de maladie fébrile. Les mêmes recherches en donnent encore la preuve ;

4° Qu'il existe cependant cliniquement et expérimentalement des sujets réfractaires, chez qui l'action du phthirius semble se borner à un prurigo plus ou moins intense. Ce prurigo nous paraît d'autant plus marqué que les sujets sont réfractaires à la production des taches bleues ;

5° Que la portion du parasite où paraît résider son pouvoir colorant, se trouve au voisinage de la deuxième paire de pattes, point précis où les entomologistes placent les glandes salivaires ;

6° Que la nature intime des taches bleues reste encore inconnue ; mais on peut affirmer qu'elle n'est ni un érythème, ni une ecchymose, ni une tache pigmentaire ;

7° Qu'enfin, et ici nous rapportons textuellement la dernière conclusion du mémoire de M. Duguet, « leur signification est désormais singulièrement restreinte et comparable à celle de l'urticaire des processionnaires, de la piqûre du moustique ou de la puce, de la vésicule et du sillon du sarcopte dans la gale, du collier pédiculaire dans la phthiriase ; en un mot, qu'elles seront à l'avenir exclusivement du ressort des dermathologistes. »

Paris. — A. PARENT, imp. de la Fac. de médec., rue M.-le-Prince, 31,
A. DAVY, successeur.

Publications de la librairie A. Delahaye et E. Lecrosnier

ÉDITEURS.

CHARCOT, professeur à la Faculté de médecine de Paris, etc. **Leçons sur le système nerveux**, faites à la Salpêtrière, recueillies et publiées par le Dr BOURNEVILLE, rédacteur en chef du *Progrès médical*. 3e édit. revue et augmentée. 2 vol. in-8 avec 50 fig. intercalées dans le texte et 21 planches, dont 15 en chromolithographie, 1880... 28 fr.
      Cartonné.. 30 fr.
CHARCOT. **Leçons sur les localisations dans les maladies du cerveau et de la moelle épinière**, faites à la Faculté de médecine de Paris; recueillies et publiées par les Drs BOURNEVILLE et BRISSAUD. 1 vol. in-8 avec 89 fig. intercalées dans le texte. 1878-80.................................. 11 fr.
      Cartonné.. 12 fr.
RICHER (Paul), ancien interne, lauréat des hôpitaux de Paris. **Études cliniques sur l'hystéro-épilepsie ou grande hystérie**, précédées d'une lettre-préface de M. le rofesseur J.-M. Charcot. 1 vol. in-8 avec 105 fig. intercalées dans le texte et 9 gravures à l'eau forte. 1881................... 19 fr.
      Cartonné.. 20 fr.
LUYS, membre de l'Académie de médecine, médecin de la Salpêtrière, etc. **Traité clinique et pratique des maladies mentales.** 1 vol. in-8 avec 27 fig. intercalées dans le texte et 10 planches coloriées et photomicrographiques.. 17 fr.
      Cartonné.. 18 fr.
GRASSET, professeur agrégé à la Faculté de médecine de Montpellier, etc. **Traité pratique des maladies du système nerveux.** 2e édit. 1 vol. in-8 avec 35 figures. intercalées dans le texte, et 10 planches en chromolithographie et photoglyptie 1880... 25 fr.
GRASSET **Des localisations dans les maladies cérébrales.** 3e édit. 1 vol. in-8 avec 8 figures dans le texte et 6 planches. 1880.................. 9 fr.
BOURNEVILLE et P. RENARD. **Iconographie photographique de la Salpêtrière** (service de M. le professeur Charcot). Tome 1er. **Hystéro-épilepsie. Attaques.** 1 vol. petit in-4 avec 40 photographies 1878. Broché.... 30 fr.
    Relié en demi-chagrin rouge, doré en tête, non rogné avec coins..... 36 fr.
Tome 11 **Épilepsie partielle. Hystéro-épilepsie. De l'hystérie dans l'histoire.** 1 vol. petit in-4, avec 39 photographies. 1878............. 30 fr.
    Relié.. 36 fr.
Tome III **Du sommeil, du somnambulisme, du magnétisme, des zones hystérogènes chez les hystériques.** 1 vol. petit in-4 avec 20 photographies, 1881.. 30 fr.
    Relié.. 36 fr.
BOURNEVILLE, rédacteur en chef du *Progrès médical*, **Recherches cliniques et thérapeutiques sur l'épilepsie et l'hystérie.** Compte rendu des observations recueillies à la Salpêtrière de 1873 à 1876. 1 vol. in-8 avec 3 planches. 1876... 4 fr.
GRIESINGER, professeur de clinique médicale et de médecine mentale à l'Université de Berlin. **Des maladies mentales et de leur traitement.** Ouvrage traduit de l'allemand sous les yeux de l'auteur par le Dr DOUMIC accompagné de notes par M. le Dr BAILLARGER médecin de la Salpêtrière, membre de l'Académie de médecine. 1 vol. in-8. 1868................... 9 fr
FABRE, professeur de clinique interne, etc. **Les relations pathogéniques des troubles nerveux.** ou les troubles nerveux étudiés dans leurs rapports réciproques de causes a effet avec les autres phénomènes morbides. Leçons recueillies par le Dr AUDIBERT. 1 vol. in-8 1880..................... 8 fr.
DURET, aide d'anatomie à la Faculté de médecine de Paris, etc. **Études expérimentales et cliniques sur les traumatismes cérébraux.** Tome 1 1 vol. in-8 avec 38 figures dans le texte, et 19 planches dont 8 en chromolithographie. 1878... 15 fr.
LEGRAND DU SAULE **Étude médico-légale sur les testaments contestés pour cause de folie.** 1 vol. in-8. 1877................................. 9 fr.
LEGRAND DU SAULLE. **Étude médico-légale sur l'interdiction des aliénés et sur le conseil judiciaire;** suivie de recherches sur la situation juridique des fous et des incapables à l'époque romaine. 1 vol. in-8. 1880.. 8 fr.
LEGRAND DU SAULLE. **Étude médico-légale sur les épileptiques.** 1 vol in-8. 1877.. 4 fr. 50

Paris. — Typ. A. PARENT, imprimeur de la Faculté de médecine, rue M.-le-Prince, 31
A. DAVY, successeur

www.ingramcontent.com/pod-product-compliance
Ingram Content Group UK Ltd.
Pitfield, Milton Keynes, MK11 3LW, UK
UKHW021159220726
13924UKWH00003B/1207